儿童常见皮肤病

主　　审	丁素先　范玉强
主　　编	李　红　张峻岭
副主编	蒋俊青　齐潇丽
编者名单	（按姓氏笔画排序）

王冰洁　卢增珍　邢冰冰　吕亚平
朱海莲　刘伟伟　齐潇丽　李　红
李　悦　李冰菲　吴金环　宋晶心
张　宇　张小艳　张军利　张宝兰
张峻岭　张理涛　周婉婷　赵艳霞
夏　笛　郭　涛　常贵珍　崔　宏
董萌萌　蒋俊青　谢　敏　嬴　双

科学出版社

北京

内 容 简 介

本书包含40多种儿童常见皮肤病,从中西医两方面介绍了发病原因、发病机制、临床表现、治疗方法以及注意事项。编者还结合自己几十年临床经验,在每种疾病后都以问答形式解答家长最常见、最关心的问题,尤其是预防和日常防护。以通俗易懂的语言介绍儿童皮肤病知识、纠正家长的错误认知,是真正写给家长看的儿童皮肤病科普读物。

本书适合皮肤科、儿科年轻医师和广大家长阅读。

图书在版编目(CIP)数据

儿童常见皮肤病/李红,张峻岭主编. —北京:科学出版社,2019.5
ISBN 978-7-03-060936-6

Ⅰ.①儿… Ⅱ.①李…②张… Ⅲ.小儿疾病-皮肤病-诊疗 Ⅳ.R751

中国版本图书馆CIP数据核字(2019)第054631号

责任编辑:王灵芳/责任校对:李 影
责任印制:赵 博/封面设计:华图文轩

版权所有,违者必究。未经本社许可,数字图书馆不得使用

科学出版社 出版
北京东黄城根北街16号
邮政编码:100717
http://www.sciencep.com

河北鹏润印刷有限公司 印刷
科学出版社发行 各地新华书店经销
*
2019年5月第 一 版 开本:787×1092 1/32
2019年5月第一次印刷 印张:5 5/8
字数:152 000
定价:36.00元
(如有印装质量问题,我社负责调换)

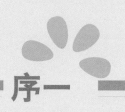

序一

近年来，随着我国皮肤医学事业的蓬勃发展，对儿童皮肤疾病的认识也更加深入，不同年龄段儿童的皮肤结构、功能差异决定了其患病种类与成年人迥异，诊断、治疗方法均有鲜明的儿童特点。很多儿童慢性皮肤病，如特应性皮炎、银屑病、白癜风等，患儿家长往往存在对疾病的认知不足、医治心切、用药恐惧等问题，导致治疗依从性差，严重影响患儿及其家庭的生活质量。临床医生需要帮助患儿家长了解疾病的病因、发病机制、治疗方案及可能的转归，并掌握如何避免刺激和诱发因素，做好自我管理，减少疾病复发或加重，对患儿家长的宣教正是实现这一目标的重要环节。

儿童健康事关家庭幸福和民族未来，而我国儿童皮肤科专业医师异常缺乏，患儿就医难。同时我国儿童皮肤病科普读物也并不丰富，无论儿童皮肤科医师还是患儿父母均急需一本通俗易懂的科普读物。

天津市中医药研究院附属医院皮肤儿科成立近 20 年，具有丰富的临床积淀，《儿童常见皮肤病》由该院张理涛教授、李红博士带领编写团队精心凝练而成。全书包含儿童常见皮肤病 40 余种，从中西医两方面，采用一问一答的行文方式介绍了疾病发病原因、发病机制、临床表现、治疗方法以及注意事项。本书以通俗易懂的语言讲述儿童皮肤病知识，解答了家长的常见疑问，系统、全面、科学地阐述了儿童皮肤疾病的方方面面。本书适于从事儿童疾病预防的医务工作者、社区医疗工作者以及患儿家长参阅，是真正写给患儿家长看的儿童皮肤病科普读物，相信一定会对孩子的皮肤护理及疾病管理有很大帮助。

国家儿童医学中心
首都医科大学附属北京儿童医院皮肤科主任
2019 年 3 月

序二

近年来,儿童皮肤病的发病率有升高的趋势,门诊儿童皮肤病就诊率与日俱增,人们对儿童的身心健康愈加重视。儿童承载着一个家庭的欢乐与希望,但是儿童皮肤病往往被忽视,这给患儿身心健康带来的影响,也让家长焦虑不安。

秉承我国著名中西医结合皮肤病学家边天羽学术思想,丁素先主任医师在1993年出版了《儿童皮肤病诊治常识》一书,让众多皮肤科医生和广大患儿家长受益匪浅,广受欢迎。近年来,由于疾病谱系的变化以及人们对疾病的过早干预意识,使很多皮肤病原貌发生了改变。建立在规范治疗基础上的儿童皮肤病诊疗指南不断更新,并获得临床数据和循证医学证据支持,有些甚至改变了我们以往的观点。鉴于此,我们以丁素先主任医师《儿童皮肤病诊治常识》为基础,传承发展,编写了本书,以此书表达我们对前辈的感恩和敬意。同时,也希望能帮助患儿家长们正确认识儿童皮肤病,以避免错误的认知和不当的处理对孩子造成的不良影响,做到合理治疗、理性就医、科学预防。

本书由我院李红博士、张峻岭博士带领编写团队精心凝练而成,包含40多种儿童常见皮肤病,从中西医两方面介绍了发病原因、发病机制、临床表现、治疗方法以及注意事项。作者还结合自己几十年临床经验,在每种疾病后都以问答形式解答家长最常见、最关心的问题,尤其是预防和日常防护。以通俗易懂的语言介绍儿童皮肤病知识、纠正家长的错误认知，是真正写给家长看的儿童皮肤病科普读物。本书适合皮肤科、儿科年轻医师和广大家长阅读。

时代在进步，科学在飞速发展。我们站在巨人的肩上，享受着医学进步给我们带来的便捷，更希望下一代比我们起点更高——无论是医生还是患者。这也是我们编纂此书的初衷。

由于编者水平有限、时间仓促，在编写整理过程中难免有疏漏和错误之处，恳请各位业界同行和读者指正。

张理涛

天津市中医药研究院附属医院

2018 年 10 月

前言

近年来，随着皮肤病的发病率逐渐攀升，随着人们的生活水平不断提高，皮肤病就诊率也随之上升，人们对了解皮肤病一般常识的需求也随之提高。儿童是祖国的未来、娇嫩的花朵，皮肤病往往给患儿家长带来焦虑和不安，因而希望手头有一本关于皮肤病的科普读物，以解除心中的困惑。除此之外，我们在临床实践当中，也常会遇到由于就诊不及时而延误治疗，甚至遗憾终生的病例。一些常见的皮肤病，由于治疗不当，也常会使病情扩大、恶化，给患儿带来不必要的痛苦。本着服务患者、提高自我的目的，我们感到非常有必要编写一本指导性的读物，《儿童常见皮肤病》这本书就是基于这种指导思想下编写而成的。

本书是献给孩子家长的科普读物，其中有关于皮肤生理卫生知识，儿童皮肤护理相关的基础知识。编选了40余种儿童常见的皮肤病，并讲明了发病原因、临床表现及治疗方法和注意事项，内容丰富。本书在编写形式上，采用一问一答的方式，依据我们20余年的工作经验，收集临床工作中患儿和家长常常困惑的重点问题，一一进行科学解答。在文字上尽量使用通俗易懂的语言代替医学术语，深入浅出，便于家长阅读理解。

我们衷心地希望通过这本书能给孩子们的家长提供一些有益的帮助。本书编写过程中，得到了我院领导、专家的指导、审阅及大力支持，再次表示由衷感谢。

李　红

2019年1月1日

目录

第一章 皮肤结构特点、功能与护理要点 …………………… 001
  01 皮肤的结构是怎样的？ …………………………………… 001
  02 皮肤的生理功能有哪些？ ………………………………… 002
  03 不同年龄段儿童皮肤护理要点有哪些？ ………………… 004
  04 皮肤病患儿的护理原则是什么？ ………………………… 006

第二章 过敏性皮肤病与过敏原的检测 …………………… 008

第一节 过敏原检测 …………………………………………… 008
  01 什么是过敏原检测？ ……………………………………… 008
  02 过敏原如何检测？可以查出哪些过敏原呢？ …………… 009
  03 经常发生的过敏性疾病有哪些？
      什么情况下需要查过敏原呢？ …………………………… 009
  04 是不是一查过敏原就能知道是什么过敏了？
      能否查出来对什么药物过敏？ …………………………… 010
  05 如何解读过敏原检测结果？ ……………………………… 010
  06 过敏原检测结果是否终身不变？ ………………………… 011

第二节 湿疹 …………………………………………………… 012
  01 什么是湿疹？ ……………………………………………… 012
  02 湿疹是怎样发生的？ ……………………………………… 012
  03 患儿湿疹会有哪些表现？ ………………………………… 013
  04 湿疹如何治疗？ …………………………………………… 016
  05 湿疹如何预防？ …………………………………………… 018
  06 为什么我们的孩子会患湿疹？ …………………………… 018
  07 患儿湿疹持续多久？ ……………………………………… 018
  08 如何正确使用糖皮质激素类软膏？ ……………………… 019
  09 儿童患了湿疹可以进行免疫接种吗？ …………………… 019

第三节　特应性皮炎 ······ 020

- 01　什么是特应性皮炎？ ······ 020
- 02　特应性皮炎是如何发生的？ ······ 020
- 03　儿童特应性皮炎临床表现有哪些？ ······ 022
- 04　特应性皮炎如何治疗？ ······ 023
- 05　如何预防与护理？ ······ 026
- 06　洗澡有害处吗？ ······ 027
- 07　抗组胺药会成瘾吗？ ······ 027
- 08　可以晒太阳吗？ ······ 028
- 09　特应性皮炎患儿可以游泳吗？ ······ 028

第四节　接触性皮炎 ······ 028

- 01　什么是接触性皮炎？ ······ 028
- 02　引起接触性皮炎的物质有哪些？接触性皮炎是如何发生的？ ······ 028
- 03　接触性皮炎有哪些表现？ ······ 029
- 04　怎样确定接触性皮炎的致敏物质？ ······ 030
- 05　接触性皮炎如何治疗？如何预防？ ······ 031
- 06　宝宝接触性皮炎一般持续多久？ ······ 032
- 07　小儿患了接触性皮炎用忌口吗？ ······ 032
- 08　小儿接触性皮炎可以用激素吗？会不会产生依赖？会影响生长吗？ ······ 033
- 09　儿童接触性皮炎会传染吗？ ······ 033

第五节　尿布皮炎 ······ 033

- 01　什么是尿布皮炎？ ······ 033
- 02　为什么会患尿布皮炎？ ······ 033
- 03　尿布皮炎的皮疹是什么样的？ ······ 034
- 04　尿布皮炎应如何治疗？ ······ 035
- 05　尿布皮炎可以预防吗？应如何预防？ ······ 035
- 06　尿布皮炎患儿是否应避免使用尿布？ ······ 035
- 07　尿布皮炎不经治疗能自愈吗？ ······ 036
- 08　尿布皮炎能通过搽抹"痱子粉"治疗吗？ ······ 036

第六节　脂溢性皮炎 ······ 036

目录

01　什么是脂溢性皮炎？ ……………………………………… 036
02　为什么会患脂溢性皮炎？ …………………………………… 036
03　脂溢性皮炎有哪些症状呢？ ………………………………… 037
04　脂溢性皮炎有哪些治疗方法呢？ …………………………… 038
05　如何预防脂溢性皮炎复发？生活上有哪些
　　注意事项？饮食上如何注意？ ……………………………… 039
06　脂溢性皮炎传染吗？ ………………………………………… 039
07　脂溢性皮炎能"去根"吗？ ………………………………… 039
08　脂溢性皮炎患者是否应加强患处清洗来"控油"？ ……… 039

第七节　间擦疹 ………………………………………………… 040

01　什么是间擦疹？ ……………………………………………… 040
02　间擦疹是怎么引起的？ ……………………………………… 040
03　间擦疹有什么临床表现？ …………………………………… 040
04　间擦疹会传染吗？ …………………………………………… 041
05　间擦疹需要怎么治疗？ ……………………………………… 041
06　日常生活有哪些注意事项？ ………………………………… 041

第八节　摩擦性苔藓样疹 ……………………………………… 042

01　什么是摩擦性苔藓样疹？ …………………………………… 042
02　摩擦性苔藓样疹是怎么引起的？ …………………………… 042
03　摩擦性苔藓样疹有什么临床表现？ ………………………… 042
04　摩擦性苔藓样疹会传染吗？ ………………………………… 042
05　摩擦性苔藓样疹如何治疗？ ………………………………… 042
06　摩擦性苔藓样疹持续多久才能痊愈？ ……………………… 043
07　摩擦性苔藓样疹会复发吗？ ………………………………… 043
08　摩擦性苔藓样疹怎么预防？日常要注意什么？ ………… 043

第九节　荨麻疹 ………………………………………………… 043

01　什么是荨麻疹？ ……………………………………………… 043
02　荨麻疹是怎样发生的？ ……………………………………… 043
03　儿童荨麻疹的临床表现是什么？ …………………………… 044
04　荨麻疹如何治疗？ …………………………………………… 044
05　小儿荨麻疹多久能好？ ……………………………………… 045
06　荨麻疹怎么预防？日常要注意什么？ ……………………… 045

第十节　丘疹性荨麻疹　　046

- 01　什么是丘疹性荨麻疹？为什么会患丘疹性荨麻疹？　046
- 02　丘疹性荨麻疹有什么特点？　046
- 03　丘疹性荨麻疹如何治疗？　046
- 04　丘疹性荨麻疹如何预防？　047
- 05　丘疹性荨麻疹不治疗会自愈吗？　048
- 06　为什么孩子反复发生丘疹性荨麻疹？　048

第三章　红斑丘疹鳞屑性皮肤病　　049

第一节　银屑病　　049

- 01　银屑病究竟是什么病？　049
- 02　为什么会患银屑病？是血液有问题吗？　049
- 03　银屑病传染吗？饮食有哪些禁忌吗？　051
- 04　银屑病能治好吗？能"去根"吗？　051
- 05　银屑病有哪些治疗方法？　051
- 06　银屑病偏方有效吗？偏方可以应用吗？　052
- 07　银屑病会遗传给孩子吗？银屑病能结婚吗？　052
- 08　银屑病患者需要切除扁桃体吗？　053
- 09　如何预防银屑病复发？生活上有哪些注意事项？　053

第二节　副银屑病　　054

- 01　副银屑病是什么病？　054
- 02　为什么会患副银屑病？　054
- 03　副银屑病有哪些临床表现？　054
- 04　副银屑病与银屑病是一个病吗？　056
- 05　副银屑病有哪些治疗方法？　056
- 06　副银屑病饮食应注意什么？　056
- 07　副银屑病生活起居上有何注意事项？　056

第三节　白色糠疹　　057

- 01　白色糠疹究竟是什么病？　057
- 02　为什么会患白色糠疹？　057
- 03　白色糠疹如何治疗？　058
- 04　白色糠疹如何预防？生活中应该注意什么？　058

目 录

  05 孩子脸上的白色糠疹会发展成白癜风吗？ ………… 058
  06 白色糠疹如果不治疗会有什么后果？
     为什么白斑一直不消退？ ………………………… 058
  07 白色糠疹与肠道寄生虫有关吗？ ………………… 058

第四节 玫瑰糠疹 …………………………………………… 059
  01 你知道玫瑰糠疹吗？ ……………………………… 059
  02 为什么会患玫瑰糠疹？ …………………………… 059
  03 患了玫瑰糠疹会有什么表现？ …………………… 059
  04 玫瑰糠疹可用哪些治疗方法？ …………………… 060
  05 患了玫瑰糠疹需要忌口吗？ ……………………… 061
  06 玫瑰糠疹传染吗？ ………………………………… 061
  07 玫瑰糠疹能自愈吗？病程多久？会复发吗？ …… 061
  08 玫瑰糠疹患儿生活上有哪些注意事项？ ………… 061

第五节 线状苔藓 …………………………………………… 062
  01 什么是线状苔藓？ ………………………………… 062
  02 为什么会患线状苔藓？ …………………………… 062
  03 线状苔藓有哪些临床表现？ ……………………… 062
  04 患了线状苔藓应该积极治疗吗？有哪些治疗方法？ ……… 063
  05 线状苔藓能不能彻底治愈？会不会复发？ ……… 064
  06 线状苔藓会不会传染？ …………………………… 064
  07 患儿生活上有哪些注意事项？ …………………… 064

第四章 发疹性疾病 ……………………………………………… 065

第一节 水痘 ………………………………………………… 065
  01 水痘是一种什么病？ ……………………………… 065
  02 为什么会患水痘？几岁的孩子最易患水痘？ …… 065
  03 患了水痘会出现哪些症状？ ……………………… 065
  04 同样是患了水痘，为什么病情有轻有重？ ……… 066
  05 水痘的并发症有哪些？最常见的是什么？ ……… 067
  06 水痘有哪些治疗方法？ …………………………… 067
  07 如何预防水痘发病？生活上有哪些注意事项？ … 067
  08 如果孩子患了水痘，家庭护理要点有哪些？ …… 068

- 09 水痘患儿的饮食方面要注意什么? ······ 068
- 10 如患儿有发热情形该怎么处理? ······ 068
- 11 水痘患儿自觉瘙痒,总想抓挠怎么办? ······ 068
- 12 水痘愈后遗留的瘢痕能否祛除? ······ 069

第二节 麻疹 — 069

- 01 麻疹究竟是什么病? ······ 069
- 02 为什么会患麻疹?是被别的孩子传染的吗? ······ 069
- 03 已经患过麻疹的儿童再次接触麻疹病毒, 是否还会发病? ······ 069
- 04 麻疹病毒可受哪些理化因素影响? ······ 070
- 05 麻疹发病经历哪些过程?孩子会出现什么症状? ······ 070
- 06 麻疹常见的并发症有哪些? ······ 071
- 07 麻疹有哪些治疗方法? ······ 071
- 08 如何预防麻疹发病?生活上有哪些注意事项? ······ 071
- 09 如何接种麻疹疫苗? ······ 072
- 10 如果孩子患了麻疹,家庭护理要点有哪些? ······ 072

第三节 猩红热 — 072

- 01 猩红热是怎么引起的?为什么好发于儿童?能传染给成年人吗? ······ 072
- 02 儿童感染猩红热后都有哪些症状及表现? ······ 073
- 03 儿童感染猩红热后预后如何?有哪些危险? ······ 074
- 04 猩红热患儿饮食上该注意哪些? ······ 075
- 05 家中孩子感染猩红热后我们该怎么办? ······ 075
- 06 猩红热的治疗原则有哪些? ······ 075
- 07 儿童感染猩红热后需要隔离多久?怎样才算痊愈,可以安心去上学? ······ 076

第四节 手足口病 — 076

- 01 什么是手足口病?引起手足口病的病毒包括哪些? ······ 076
- 02 手足口病都有哪些临床表现及特征? ······ 077
- 03 手足口病该如何治疗? ······ 078
- 04 手足口病该如何预防? ······ 078

05 手足口病好治愈吗？
目前，有没有疫苗可以预防手足口病？ ………………… 079

第五节　幼儿急疹 ……………………………………… 079

01 什么是幼儿急疹？病因是什么？ ………………………… 079
02 幼儿急疹都有哪些临床表现？ …………………………… 079
03 幼儿急疹该如何治疗？ …………………………………… 080
04 幼儿急疹该如何预防？ …………………………………… 080
05 家长如何判断孩子是否患了幼儿急疹？ ………………… 080
06 幼儿急疹只有小婴儿会患吗？ …………………………… 081
07 患了幼儿急疹需要隔离吗？ ……………………………… 081

第五章　病毒性皮肤病 …………………………………… 082

第一节　单纯疱疹 ………………………………………… 082

01 什么是单纯疱疹？ ………………………………………… 082
02 为什么会患单纯疱疹？ …………………………………… 082
03 单纯疱疹有哪些特殊表现？我们该如何鉴别？ ………… 083
04 患了单纯疱疹需要治疗吗？怎么治？ …………………… 084
05 单纯疱疹生活中有哪些注意事项？ ……………………… 085
06 单纯疱疹可以预防吗？ …………………………………… 085
07 单纯疱疹会传染吗？ ……………………………………… 085
08 单纯疱疹会遗传吗？ ……………………………………… 085

第二节　疣 ………………………………………………… 086

01 我们常说的"瘊子"究竟是什么病？ …………………… 086
02 为什么会长"瘊子"？会传染吗？ ……………………… 086
03 怎样区分自己长的是哪种疣？ …………………………… 087
04 疣的治疗方法有哪些？ …………………………………… 088
05 如何预防？生活中有哪些注意事项？ …………………… 089
06 治疗跖疣的"土方法"有效吗？可以应用吗？ ………… 089
07 寻常疣可以自愈吗？ ……………………………………… 089
08 扁平疣不治疗自己能好吗？会留瘢痕吗？ ……………… 089

第三节　传染性软疣 ……………………………………… 090

xi

- 01 什么是传染性软疣？ ……………………………… 090
- 02 为什么会得传染性软疣？ ………………………… 090
- 03 患了传染性软疣怎么治疗？ ……………………… 091
- 04 如何预防传染性软疣？生活中有哪些注意事项？ …… 091
- 05 传染性软疣愈后会留瘢痕吗？ …………………… 091
- 06 传染性软疣会通过游泳等途径传染吗？ ………… 091

第六章 细菌感染性皮肤病 …………………………… 092

第一节 脓疱疮 …………………………………………… 092

- 01 脓疱疮是什么病？ ………………………………… 092
- 02 脓疱疮发病原因是什么？ ………………………… 092
- 03 脓疱疮的临床表现是什么？ ……………………… 092
- 04 脓疱疮如何治疗？ ………………………………… 093
- 05 脓疱疮传染吗？通过什么途径传染？ …………… 093
- 06 脓疱疮疗程多久？ ………………………………… 093
- 07 脓疱疮患病期间注意事项是什么？ ……………… 093
- 08 如何预防脓疱疮？ ………………………………… 094

第二节 毛囊炎、疖、痈 ………………………………… 094

- 01 何为毛囊炎、疖、痈？ …………………………… 094
- 02 为什么会引起毛囊炎？ …………………………… 094
- 03 如何区别毛囊炎、疖、痈等病？ ………………… 094
- 04 毛囊炎、疖肿、痈如何治疗？ …………………… 095
- 05 毛囊炎、疖肿、痈饮食应注意什么？ …………… 095
- 06 毛囊炎、疖肿、痈等平时生活起居应注意什么？ …… 096
- 07 毛囊炎、疖肿、痈会留瘢痕吗？ ………………… 096
- 08 反复发作的疖肿原因是什么？ …………………… 096
- 09 疖肿、痈如已化脓，应及时排脓吗？ …………… 096
- 10 如何防止瘢痕形成？ ……………………………… 096

第七章 真菌感染性皮肤病 …………………………… 097

第一节 头癣 ……………………………………………… 097

- 01 头癣是一种怎样的病？ …………………………… 097

目 录

    02　家里饲养猫、狗宠物和脓癣关系密切吗？ ······ 099
    03　头癣如何治疗？ ······ 099
    04　头癣为什么总是反复加重？ ······ 100
    05　长时间用药会影响小孩的生长发育吗？ ······ 100
    06　脓癣引起的脱发能完全恢复吗？ ······ 101
    07　头癣患者不适宜吃什么？ ······ 101

第二节　体癣和股癣 ······ 101

    01　体癣和股癣究竟是什么病？ ······ 101
    02　体癣和股癣会传染吗？ ······ 102
    03　体癣和股癣能根治吗？ ······ 102
    04　生活中有哪些注意事项？是否需要忌口？ ······ 103

第三节　花斑癣 ······ 103

    01　什么是花斑癣？ ······ 103
    02　为什么会患花斑癣？ ······ 104
    03　花斑癣能治愈吗？ ······ 104
    04　生活中有哪些注意事项？ ······ 105
    05　花斑癣会传染吗？ ······ 105
    06　花斑癣会遗传给下一代吗？ ······ 105

第八章　脉管性皮肤病 ······ 106

第一节　婴儿血管瘤 ······ 106

    01　什么是婴儿血管瘤？ ······ 106
    02　婴儿血管瘤有什么危害？ ······ 106
    03　婴儿血管瘤既然能自行消退，那还用治疗吗？ ······ 107
    04　婴儿血管瘤有哪些治疗方法？ ······ 107
    05　婴儿血管瘤什么时候开始治疗最好？ ······ 107
    06　婴儿血管瘤能一次性根除吗？ ······ 107
    07　多大孩子可以吃普萘洛尔？要吃多久？ ······ 108
    08　口服普萘洛尔是不是副作用很大？ ······ 108
    09　口服普萘洛尔有什么禁忌？ ······ 108

第二节　鲜红斑痣 ······ 109

- 01 什么是鲜红斑痣？ ······ 109
- 02 鲜红斑痣有哪些危害？ ······ 109
- 03 鲜红斑痣能自行消退吗？ ······ 109
- 04 鲜红斑痣怎么治疗？ ······ 109
- 05 鲜红斑痣的最佳治疗年龄是什么时候？ ······ 110
- 06 激光治疗鲜红斑痣效果如何？ ······ 110
- 07 鲜红斑痣既然不能完全去掉，还有必要治疗吗？ ······ 110

第三节 蜘蛛痣 ······ 110

- 01 什么是蜘蛛痣？ ······ 110
- 02 为什么会患蜘蛛痣？ ······ 111
- 03 有蜘蛛痣是肝脏不好吗？ ······ 111
- 04 蜘蛛痣可以自行消退吗？ ······ 111
- 05 蜘蛛痣怎么治疗？ ······ 111

第九章 血管炎类皮肤病：过敏性紫癜 ······ 112

- 01 什么是过敏性紫癜？ ······ 112
- 02 过敏性紫癜是什么原因引起的？
  为什么会出现皮肤紫癜？ ······ 113
- 03 过敏性紫癜分为几类？各有什么特点？ ······ 113
- 04 过敏性紫癜如何治疗？ ······ 114
- 05 过敏性紫癜如何预防调护？ ······ 115
- 06 过敏性紫癜需要忌口吗？ ······ 115
- 07 过敏性紫癜预后怎么样？易复发吗？ ······ 115

第十章 遗传角化性皮肤病 ······ 116

第一节 鱼鳞病 ······ 116

- 01 鱼鳞病究竟是什么病？ ······ 116
- 02 为什么会患鱼鳞病？是血液有问题吗？ ······ 116
- 03 鱼鳞病都有哪些表现？怎么才知道是不是鱼鳞病？ ······ 117
- 04 鱼鳞病有哪些治疗方法？ ······ 120
- 05 怎样预防鱼鳞病呢？ ······ 121
- 06 鱼鳞病会根除吗？有没有什么偏方治疗？ ······ 121
- 07 鱼鳞病会传染吗？生活上要注意什么吗？ ······ 121

第二节　掌跖角化病 ······ 122

- 01　什么是掌跖角化病？ ······ 122
- 02　为什么会患掌跖角化病？ ······ 122
- 03　掌跖角化病有什么特点呢？ ······ 122
- 04　掌跖角化病该怎么治疗呢？ ······ 123
- 05　掌跖角化病需要注意什么？怎样预防掌趾角化病的复发？ ······ 123
- 06　掌跖角化病会传染吗？能治好吗？ ······ 124

第三节　毛发苔藓 ······ 124

- 01　什么是毛发苔藓？ ······ 124
- 02　毛发苔藓的病因是什么？ ······ 124
- 03　毛发苔藓有哪些表现？ ······ 124
- 04　毛发苔藓如何治疗？ ······ 125
- 05　毛发苔藓患者日常生活中要注意什么？ ······ 125
- 06　毛发苔藓患者需要忌口吗？饮食上需注意什么？ ······ 125
- 07　毛发苔藓能完全消退吗？ ······ 126
- 08　毛发苔藓传染吗？有遗传吗？ ······ 126
- 09　毛发苔藓患者皮肤如何护理？ ······ 126

第四节　小棘苔藓 ······ 126

- 01　什么是小棘苔藓？ ······ 126
- 02　小棘苔藓发病原因是什么？ ······ 127
- 03　小棘苔藓的特点是什么？ ······ 127
- 04　小棘苔藓如何治疗？ ······ 127
- 05　小棘苔藓患儿日常生活中需要注意什么？ ······ 128
- 06　小棘苔藓患者需要忌口吗？饮食上需注意什么？ ······ 128
- 07　小棘苔藓能完全消退吗？有传染性吗？ ······ 128
- 08　小棘苔藓如何进行皮肤护理？ ······ 128

第十一章　色素障碍性皮肤病 ······ 129

第一节　白癜风 ······ 129

- 01　白癜风究竟是什么病？ ······ 129
- 02　为什么患白癜风？ ······ 129

- 03 白癜风的特点有哪些? ······ 130
- 04 白癜风的分型有哪些? ······ 131
- 05 白癜风需要做的检查有哪些? ······ 131
- 06 白癜风需要与哪些疾病相鉴别? ······ 131
- 07 白癜风的治疗方法有哪些? ······ 132
- 08 白癜风的预防措施有哪些? ······ 133
- 09 白癜风有无传染性? ······ 133
- 10 白癜风会不会遗传? ······ 134
- 11 强烈的阳光暴晒后为什么易发白癜风? ······ 134
- 12 婴幼儿发现有块白斑,会是白癜风吗? ······ 134
- 13 白癜风能在短时间内治好吗?要忌口吗? ······ 134
- 14 外伤能引起白癜风吗? ······ 135
- 15 正确认识疾病,保持情绪稳定! ······ 135
- 16 坚持正规治疗,不要有病乱求医! ······ 135

第二节 咖啡斑 ······ 136

- 01 咖啡斑究竟是什么病? ······ 136
- 02 咖啡斑随着年龄的增长能自然消退吗? ······ 136
- 03 咖啡斑会遗传吗? ······ 136
- 04 为什么会患咖啡斑? ······ 137
- 05 咖啡斑有哪些治疗方法? ······ 137

第三节 太田痣 ······ 137

- 01 太田痣是一种什么病?会遗传吗? ······ 137
- 02 太田痣与遗传相关,为什么我的孩子出生时没有,而青春期才出现呢? ······ 138
- 03 太田痣的临床表现有什么特点? ······ 138
- 04 为什么同样是太田痣的患儿,颜色有深有浅,与哪些因素有关? ······ 139
- 05 太田痣能否自动消失? ······ 139
- 06 太田痣有哪些治疗方式?大概需要治疗几次? ······ 139
- 07 激光治疗太田痣,会不会留下瘢痕?或者对正常皮肤组织有损伤? ······ 139
- 08 激光治疗太田痣的最佳年龄是多少? ······ 139

09　激光治疗太田痣有什么不良反应？是否会复发？……… 140
　第四节　获得性黑素细胞痣……………………………………… 140
　　01　获得性黑素细胞痣是什么？发生的原因有哪些？……… 140
　　02　获得性黑素细胞痣的临床表现有什么特点？…………… 140
　　03　获得性黑素细胞痣怎么治疗？…………………………… 141
　　04　获得性黑素细胞痣该如何预防与调护？………………… 141
　　05　获得性黑素细胞痣会恶变吗？…………………………… 141
　　06　获得性黑素细胞痣会增大、增多吗？…………………… 142
　　07　获得性黑素细胞痣何时切除最好？……………………… 142

第十二章　毛发甲病……………………………………………… 143

　第一节　斑秃……………………………………………………… 143
　　01　什么是斑秃？……………………………………………… 143
　　02　为什么会患斑秃？………………………………………… 144
　　03　斑秃遗传吗？……………………………………………… 144
　　04　斑秃都有哪些治疗方法？………………………………… 144
　　05　斑秃需要多久能治好？…………………………………… 145
　　06　斑秃如何预防？患斑秃后有哪些注意事项？…………… 145
　　07　患斑秃后在饮食上需要注意什么？需要忌口吗？……… 146
　第二节　甲营养不良……………………………………………… 146
　　01　什么是甲营养不良？……………………………………… 146
　　02　为什么会患甲营养不良？会遗传给下一代吗？………… 146
　　03　甲营养不良有哪些治疗方法？…………………………… 147
　　04　甲营养不良是缺微量元素或维生素引起的吗？………… 147
　　05　甲营养不良在饮食上有哪些注意事项？………………… 147

第十三章　皮脂腺和汗腺疾病…………………………………… 148

　第一节　痤疮……………………………………………………… 148
　　01　痤疮究竟是什么病？……………………………………… 148
　　02　痤疮与哪些因素有关？…………………………………… 148
　　03　皮疹有哪些临床特点，该怎么判断是否严重？………… 149
　　04　痤疮有哪些治疗方法？…………………………………… 150

05 痤疮该如何预防？饮食要注意些什么？ …… 151
06 痤疮患者能用护肤品、化妆品吗？有什么注意事项？ …… 152
07 既然痤疮是由细菌引起，能服用抗生素吗？ …… 152
08 痤疮只是青春期才会有吗？ …… 152
09 痤疮是不是体内有毒？还是内分泌失调？ …… 153
10 为什么我的背上也会长青春痘？ …… 153

第二节 痱 …… 153

01 痱究竟是什么？ …… 153
02 为什么会长痱子？ …… 154
03 痱子长什么样？如何识别？ …… 154
04 痱子有哪些治疗办法？不治疗会好吗？ …… 155
05 痱子该如何预防？ …… 155
06 如何鉴别婴儿痱子与湿疹？ …… 156
07 为何小孩容易起痱子？ …… 156

第十四章 节肢动物叮咬皮肤病：疥疮 …… 158

01 疥疮是一种什么病？会传染吗？ …… 158
02 疥虫离开人体能存活多久？ …… 158
03 疥疮的皮疹和临床表现有什么特点？ …… 158
04 如果怀疑自己患了疥疮，自己在家用硫黄皂洗澡可以杀虫吗？ …… 159
05 疥疮有哪些治疗方法？ …… 159
06 外用药膏能杀死疥虫，会不会对患儿的皮肤产生强烈刺激？ …… 160
07 疥疮的治疗过程中有什么注意事项？ …… 160

第一章

皮肤结构特点、功能与护理要点

01 皮肤的结构是怎样的？

皮肤是人体最大的组织器官，它由表皮、真皮和皮下组织组成，不同部位的皮肤厚薄不一。眼睑、四肢屈侧等处皮肤较薄，手掌、脚掌及四肢伸侧等处皮肤较厚。儿童皮肤较成年人薄。

（1）**表皮**：表皮由里向外分为基底层、棘细胞层、颗粒层、透明层及角质层。①基底层由一层细胞组成，附着在基底膜带上。②棘细胞层一般由4～8层多角形有棘突的细胞组成。各细胞间由细胞间桥连接，由葡萄糖氨基聚糖填充细胞间隙。③颗粒层在棘细胞层之上，一般由2～4层梭形细胞组成，在细胞内有较多的大小不等、形状不规则的透明颗粒。④透明层是角质层的前期，一般多见于手掌及足底。⑤角质层由4～8层已经死亡的扁平无核细胞组成，即我们肉眼所见到的正常皮肤的最外一层。

（2）**真皮**：真皮在表皮之下，由胶原纤维、弹性纤维、网状纤维、基质及细胞成分等组成。此外还有血管、淋巴管、神经、毛发、皮脂腺、大小汗腺及肌肉等。

（3）**皮下组织**：皮下脂肪在真皮下由疏松结缔组织及脂肪组织构成，又称皮下组织层，皮下组织中也有汗腺、血管、淋巴管、毛根及神经等。指（趾）甲及皮肤中的毛发、毛囊、小汗腺、皮脂腺、大汗腺等统称为皮肤的附属器。它们有各自的特殊构造及生理功能。

皮肤中有丰富的血管、淋巴管、感觉神经及运动神经。皮肤中的神经通过和中枢神经系统的联系，产生各种感觉，支配运动及各种反射，使人体适应体内外的各种变化，维持人体的正常功能。

不同年龄段儿童在皮肤结构上存在不同特点。儿童皮肤从妊娠初始时形成的原始单层表皮即周皮开始，到1岁以后才逐渐发育完善，年龄越小差异越大，在早产儿中尤为显著。

总之，儿童皮肤并非成人皮肤的缩微版本，不同年龄段有不同的结构特点，不同结构具有不同的发生发育特点。因此，掌握儿童皮肤的结构和发育特点才能更好地理解儿童皮肤的功能特点。

02 皮肤的生理功能有哪些？

儿童皮肤的生理功能主要有保护作用、感觉作用、调节体温作用、分泌和排泄作用、吸收作用、代谢作用和参与免疫反应等。

皮肤的正常功能对于人体健康是十分重要的。同样，人体的异常情况也可以在皮肤上反映出来，故称皮肤是内脏疾病的一面镜子。

（1）**保护作用**：皮肤对于机械性、物理性、化学性及生物性刺激有保护作用，因表皮角质层柔韧而致密，真皮中有各种纤维组织，皮下脂肪层形成一个软垫，故有防刺激、防冲击和防拉力的作用；又因皮肤表面有一层脂质膜（皮脂腺的分泌）能防止水分的过度蒸发，表皮的隔层细胞对紫外线有反射、吸收及遮蔽的作用；角质层细胞有抵抗弱酸的作用；皮表偏酸（pH5.5～7.0），故又有中和弱碱的能力。

（2）**感觉作用**：皮肤中有极为丰富的神经纤维网及各种神经末梢，将外界刺激引起的冲动通过周围神经脊髓神经等传至大脑，使皮肤产生触觉、冷觉、温觉、痛觉、压觉和痒觉等单一感觉。此外还有许多复合感觉,如干、湿、光滑、粗糙、坚硬、柔软等。瘙痒是皮肤、黏膜的一种特殊感觉,其发生机制很复杂。

(3)**调节体温作用**:皮肤对保持正常体温以维持身体的正常功能起着重要作用。体温是受大脑的体温调节中枢控制的,它通过交感神经控制全身的血液循环。当体内外温度升高时,血管扩张、血流加快、出汗增多以散发热量,反之,当外界温度降低时则血管收缩、血流减慢、出汗减少,以保持热量。此外体温还受一些其他因素影响,如皮下脂肪厚者散热较差。皮肤调节体温,是通过热辐射、空气对流、汗液蒸发、热传导等方式进行的。

(4)**分泌和排泄作用**:皮肤的分泌与排泄主要靠皮脂腺和汗腺来完成,汗腺又分成小汗腺及大汗腺。在正常温度下,只有少数小汗腺有分泌活动,无出汗的感觉,称为不显性出汗。在气温高时活动性小汗腺增加,排出汗液明显,为显性出汗。大脑皮质的活动,如恐惧、愤怒、兴奋等均可使人出汗增加,称为精神性出汗。吃辛辣性食物可使人出汗,称为味觉性出汗。皮脂腺多数生长在毛囊附近,分泌的皮脂有润泽毛发、防止皮肤干裂作用,并有一定的抑制细菌繁殖作用。皮脂腺的分泌从青春期至壮年期较旺盛,至老年则渐减少。雄性激素有促进皮脂分泌的作用。儿童期大汗腺分泌不占重要位置,在青春期大汗腺发达,大汗腺多分布在腋下、腹股沟(大腿根)及外阴、脐部等处。分泌的汗液除水分外,还有脂肪酸、中性脂肪、胆固醇和类脂质,分泌后均由大汗腺排出。某些大汗腺分泌一些有色物质,呈黄、绿、红及黑色等。

(5)**吸收作用**:皮肤虽然有屏障作用,防止水分及某些化学物质进入体内,但皮肤也有吸收外界物质的能力。有些外用药大面积长期使用经皮肤吸收可引起中毒,故对皮肤的吸收作用不可忽视。皮肤的吸收作用主要是通过角质层的细胞膜、毛囊皮脂腺及汗管来实现的。

03 不同年龄段儿童皮肤护理要点有哪些？

保护儿童皮肤健康、滋润、美好，是每位家长的心愿，要想达到这个目的，就要了解皮肤的有关知识和护理方法。

<u>皮肤护理包括清洁与保护两方面内容，其一是皮肤清洁沐浴，这是保持皮肤健康状态的重要方法；其二是皮肤屏障功能和内稳态属性的维护及皮肤保湿护理，二者必须达到平衡才能实现皮肤健康的最终目标。</u>不同年龄段儿童的皮肤结构和功能具有独特性，因此皮肤护理方法也有所不同。

（1）新生儿皮肤护理：关于新生儿的洗澡，<u>室温应尽量维持在 26～28℃，水温应达到 38～40℃</u>，可以用手腕内侧部位测试水温，不凉不热、感觉适宜的温度为 38℃ 左右。洗澡方式建议盆浴，浴盆内水量需要没过肩部，依次清洁面部、头部、躯干（避开脐带），最后清洗双侧腹股沟即大腿根部，男宝宝还要注意清洁阴囊下方。

润肤剂可以保护表皮角质层的完整性、加强皮肤屏障功能，因此，外抹润肤剂可以减轻或治疗皮肤干燥、脱屑、干裂甚至皲裂的状况。每 12 小时一次或按需使用润肤剂，轻柔涂抹于全身皮肤，避免用力摩擦损伤新生儿尤其是极低体重新生儿的皮肤。

（2）其他年龄段儿童的皮肤护理

①婴幼儿期（1～36 个月）

洗浴：一般来说淋浴较盆浴更卫生，但是对于 1 岁以内的小婴儿，盆浴更为适合，用手直接清洗比海绵或毛巾更好，注意清洁面颈部、褶皱部和尿布区；当婴幼儿可以独自站立行走后，应开始淋浴。关于洗澡频率，一岁以内的小婴儿不必每日洗澡，在会爬之前，以每周 2 次为宜，最多隔日一次；当婴幼儿活动量增加或夏季高温天气时，可适当增加洗澡频率。<u>洗澡水温不应高于 37℃，在 34～36℃ 更为理想；盆浴时间为 5～10 分钟（minute，以下简写为 min），淋浴最好不超过 5min。</u>水温过热或过久浸泡在水中，可使

第一章 皮肤结构特点、功能与护理要点

皮肤角质层细胞过度水化、增厚,从而增加细胞间隙、破坏角质层完整性,从而损害皮肤屏障功能,所以应严格控制水温和洗澡时间。

润肤:婴幼儿皮肤屏障功能尚未成熟,容易干燥,尤其是特应性体质的儿童,在沐浴后应外用润肤剂以减少经皮失水、增加皮肤含水量,以维持角质层的完整性并加强皮肤屏障功能。润肤剂最好在浴后5min内使用,因为湿润皮肤涂抹润肤剂效果更好。选用不含香料、染料、酒精和防腐剂的润肤剂更为安全,可减少皮肤刺激感或接触性皮炎的发生。另外,润肤剂的剂型选择也很重要,应根据婴幼儿皮肤干燥程度、季节、地域和环境温湿度等选择,一般秋冬季可选择润肤膏,而春夏季则选择润肤霜或润肤乳。

②**儿童期(3~12岁)**:儿童期皮肤护理常规与幼儿期相似。首先,洗澡方式采用淋浴,洗澡频率为隔日一次或每日一次;每天淋浴时间5~10min,涂抹沐浴露时切断水源,减少皮肤与自来水接触的时间并注意减少沐浴露用量;水温可以更低,保持32~34℃,用毛巾轻轻按压拭干皮肤,避免摩擦。其次,选用不含皂基、更接近皮肤自身pH的沐浴露和洗发香波,也可选用含润肤成分的浸泡浴剂以改善自来水中碱性成分引起的皮肤干燥。再次,注意使用润肤剂,每天至少使用一次,最好在沐浴后5min内涂抹;注意选用低致敏性润肤剂。最后,日光中的紫外线对皮肤的损伤是日积月累的结果,日光照射皮肤引起皮肤老化称为光老化,表现为面颈部的皱纹、皮肤松弛、血管扩张等。光老化主要由20岁前接触的紫外线量决定,因此儿童期防晒也很重要,不仅可以避免晒黑,还可防止光老化。

③**青春期(12~18岁)**:进入青春期后,人体第二性征开始发育,性激素分泌明显增多,皮脂腺分泌旺盛,皮脂形成细胞增生活跃,真皮胶原纤维也开始增多、致密,皮肤血管、神经网也发育完全,所以此时的皮肤变得坚固、柔韧、光滑和红润。但是,处于青春期的青少年也容易因皮脂腺过度分泌、毛囊口堵塞及继发感染和炎症

开始出现痤疮、毛囊炎等皮肤病。因此，这个年龄段的皮肤护理主要是加强皮肤的清洁、控油和保湿、防晒。皮肤清洁可选用一些中性、缓和的弱碱性且具有保湿作用的去油洁面产品。注意不要过分清洁皮肤，以免造成皮肤失水干燥，反而刺激皮脂腺分泌更旺盛，造成恶性循环。

总之，从新生儿期到青春期，各年龄段儿童皮肤护理常规因其皮肤结构和功能特点不同而具有独特之处，除此之外，儿童皮肤护理习惯也受环境、季节、地域乃至文化背景、经济和卫生条件等影响。

04 皮肤病患儿的护理原则是什么？

儿童皮肤病的护理非常重要，正确掌握护理原则，可促使疾病较快痊愈。家属对患儿的护理首先要遵照医嘱精心护理，应掌握的护理原则如下：

（1）对患有过敏反应性疾病的患儿，应避免食用有关的致敏食物及药物。如果是药物性皮炎，就应对发生皮肤病前所用的一切药物均禁止使用（包括肌肉和静脉注射）。如果患儿有因过敏而引起的皮肤病，应采取排除的方法，即食用什么食物使皮疹加重就停止食用什么食物，不要笼而统之忌口所有的高蛋白食物，尤其是慢性皮肤病全忌口，会影响患儿的发育。当然做过过敏原测定后而忌口，就更科学，更有依据了。

（2）对有感染性皮肤病的患儿，做好隔离，衣物消毒，注意个人卫生。

（3）对于出现水疱的皮肤病，要注意创面清洁，防止继发感染，即防止化脓，因一般水疱性皮肤病，如浅脓疱疮、水痘等愈后不留瘢痕，如果继发细菌感染，愈后易遗留瘢痕。除遵医嘱外用规定药物外，家属操作时要注意清洁，对患儿的衣服要进行消毒处理。如果眼睛被侵犯，应请眼科医生诊治，按时点眼药，睡前上眼药膏，防止上下眼睑粘连。如女童外阴出现皮疹，在小阴唇及大阴唇之间也要经常外搽药膏防止粘连。

（4）对于久病、体弱、腹泻和长期服用抗生素、激素的患儿，应注意口腔、外阴、肛门及皮肤褶皱处的白色念珠菌性感染，给予预防和恰当的治疗。

（5）对于皮损的清洁在皮肤科要求比较严格，尤其是对儿童的皮损更应掌握其清洁法，对一般的渗出和结痂，要用湿敷和浸泡法去除，对厚痂要用植物油或凡士林包扎，痂皮浸软后再用镊子和棉棒轻轻除去，避免出血和创面扩大，皮损上的残余软膏或婴儿头皮上的胎脂，要用植物油或液状石蜡浸泡去除。如果皮损面积大、污秽较多，患儿身体好，没有发热，可通过淋浴清除，必要时可用肥皂清洗。

家长平时要注意观察孩子的皮肤颜色、弹性，有无红斑、丘疹、肿物及过度粗糙、瘙痒等。如有异常应做到早期发现、早期治疗，在医生的指导下从整体去调养、从局部去防护，一定会使您的孩子皮肤健康、滋润、美丽。

（李冰菲）

第二章

过敏性皮肤病与过敏原的检测

第一节 过敏原检测

01 什么是过敏原检测?

过敏性疾病在我们生活中常见、高发,大家耳熟能详的疾病如异位性皮炎、湿疹、荨麻疹、过敏性鼻炎、哮喘等过敏性疾病,病程迁延不愈,对人们的生活质量造成了很大的影响,除了造成孩子生活上的不便之外,对于孩子的生长发育也有一定的不良影响,让家长十分苦恼。众所周知,过敏性疾病除了发病期间的对症治疗外,对过敏原的回避亦是非常重要及行之有效的治疗方法,所以过敏原检测在治疗过敏性疾病中的地位不言而喻。人们希望找出过敏原以达到治病"除根"目的。但是随着社会发展,人民生活水平提高,人们所能吃到的食物种类以及能接触到的物质品种也日趋丰富,所以过敏原的排查也变得日趋困难,对于过敏原检测的适用情况以及结果的解读,我们需要有更加科学的认识。

发生过敏的主要原因是过敏患者的体内出现大量的免疫球蛋白E(IgE),它可以与环境中导致过敏的物质(过敏原)发生反应,导致机体过量地产生一些化学物质,从而产生各种各样的过敏症状。

第二章 过敏性皮肤病与过敏原的检测

而我们常说的过敏原检测就是用少量常见过敏原通过点刺或者斑贴刺激皮肤，根据皮肤的轻微过敏反应了解过敏状况，或者测试体内血液中因为接触相关过敏原产生的 IgE 数值来侧面了解对哪些物质过敏。

02 过敏原如何检测？可以查出哪些过敏原呢？

常见的过敏原检测包括过敏原 IgE 检测（静脉血）、皮肤点刺试验、斑贴试验等，而后两者因为需要在皮肤上使用多种试剂来检测过敏原，而儿童皮肤比较薄嫩，该检测刺激性相对较大，儿童不能配合，有些过敏比较严重的孩子甚至会出现严重过敏反应，而且进行抗过敏治疗对结果准确性有时会有一定影响，所以一般不作为首选检测手段。静脉血的过敏原检查因为其操作相对简便（抽取少量静脉血即可），所有检测都在体外进行，不会造成过敏反应、不受服用抗组胺药物影响而在儿科较广泛应用。

目前过敏原 IgE 检测的项目以常见的吸入性过敏原及食入性过敏原为主，吸入性过敏原有：屋尘、尘螨、多价真菌、豚草花粉、蒿属植物、春季花粉等；食入性过敏原有：鱼虾蟹、牛羊肉、牛奶、鸡蛋白、大豆、花生、芒果等食物。

03 经常发生的过敏性疾病有哪些？什么情况下需要查过敏原呢？

并不是所有的皮疹及过敏性疾病都要查过敏原，一些急性过敏性疾病，比如急性荨麻疹、接触性皮炎、日光性皮炎等，往往有明确的过敏原或者与急性感染相关，进行对症的治疗及祛除过敏及感染因素即可。

目前需要检测过敏原的疾病主要以慢性过敏性疾病为主，比如反复发作的慢性荨麻疹、湿疹、特应性皮炎、过敏性鼻炎、哮喘等疾病，寻找其对应的过敏原并进行回避，对于疾病的治疗和预防有着极大的意义。

04 是不是一查过敏原就能知道是什么过敏了？能否查出来对什么药物过敏？

目前儿童常用的静脉血过敏原（IgE）检测包含常见的食物和吸入的过敏原，超出此检测范围的，可能查出来总IgE偏高，提示机体目前处于过敏状态，但没有明确的过敏物质，如果接触的是化学物质，比如各种护肤品的添加剂之类的过敏原就只能通过斑贴试验来检查，但是我们前面说过，因为需要把待检测的过敏物质直接贴在皮肤上，儿童皮肤较薄嫩，可能会出现严重过敏反应而且影响结果因素较多，一般原则上不作为常规检验手段。

目前药物过敏常规体外检测手段无法检测，仅可根据皮内点刺、药物激发试验来判断，而上述两种手段因存在风险不作为常规儿童检测手段。一般来说医生会根据既往用药史、过敏史以及病情来给予用药建议，儿童常见过敏药物主要以抗生素（其中青霉素、头孢类抗生素最多），解热镇痛药（以阿司匹林、对乙酰基酚较多），抗癫痫药（如卡马西平、拉莫三嗪等药物）。如果孩子以前出现过药物过敏的情况，或者家族有某种药物严重过敏史，该药物及同类药物需要慎用。

05 如何解读过敏原检测结果？

如果过敏原出现了阳性结果，一般提示对于此种物质存在敏感性，那是不是有阳性的物质尤其是食物一口都不能吃呢？其实不然，过敏原检测结果是分级的，从阴性（-）到强阳性（+++），不同级别的结果需根据孩子平时的情况综合考虑。以牛奶为例，如果结果为"+-"或"++"，而平时喝牛奶后没有明显皮疹增多、瘙痒明显，包括腹痛、腹泻等症状，那么不考虑牛奶过敏，仅在发病期间适度少量摄入奶及奶制品即可。如果出现"+++"甚至更高结果，那需要严格规避奶及奶制品，包括酸奶、奶片、饼干、面包、蛋糕

第二章 过敏性皮肤病与过敏原的检测

等食物，至少等病情稳定1个月以上再少量尝试恢复进食该食品；如果是鸡蛋白、花生等强阳性结果，在进食零食时需严格注意配料表是否存在此类食物，另外孩子吃饭的锅也尽量不要用来炒鸡蛋，恢复饮食可以从少量蛋黄尝试。

那么阴性结果是不是就肯定不过敏，可以吃呢？那也不一定，比如鱼虾蟹在婴幼儿身上很少出现检测值阳性的情况，那是因为婴幼儿的主要食物为牛奶、鸡蛋等，很少以鱼虾蟹等海鲜为食物，导致未能检测到其IgE所以测不出来，尤其是1岁以下的孩子，并不代表以后对于该物质不过敏。另外有些孩子的过敏属于食物不耐受等其他情况，在过敏的过程中不产生IgE这种物质，那么在测试中就会出现阴性，可是孩子吃了照样出现腹泻、皮疹，这种情况下也要严格回避该类食物。

06 过敏原检测结果是否终身不变？

过敏受多种因素影响，所以在人不同的生长发育阶段甚至不同的身体状态下，过敏原都会有一定的变化，比如婴幼儿因为接触的食物比较单纯，有些物质并没有在体内发生过敏反应所以测试值是阴性，但是随着接触和进食种类的增加，可能会出现新的过敏物质。这是由于儿童处于生长发育期时，肠道黏膜发育不完善，在经过某种刺激后对食物抗原的肠通透性增加，诱导机体产生相应抗体所致。而随着年龄增长肠道黏膜发育完全，像牛奶、鸡蛋白这种过敏可逐渐耐受，仅20%的患者持续至成人，一般来说对于长期过敏的孩子可以每过半年复查过敏情况。

过敏性疾病确实非常恼人，但是我们也要理性认识过敏原检测等检测手段，对于容易过敏的孩子我们除了检测过敏原还可以通过记录饮食日记的方式来观察孩子的病情变化与饮食的相关性，为孩子发现更多的过敏原。皮肤过敏的孩子使用纯棉衣物，呼吸道过敏的孩子需要注意家庭环境清理及远离花草树木以减少接触灰尘、真菌、花粉等过敏原，如此才能让孩子远离过敏烦恼。

（邢冰冰）

第二节 湿 疹

01 什么是湿疹？

湿疹（eczema）是由多种因素引起的具有明显渗出倾向的、过敏性、炎症性皮肤病，伴明显瘙痒、易复发。儿童湿疹常在出生后1个月即发病，常持续数月、数年之久，病变常呈对称分布，起病初期表现为红色的丘疹、水疱、破溃、渗液，慢性期表现为红斑、脱屑、肥厚、粗糙。湿疹属中医"湿疮"范畴，根据皮损形态及发病部位不同，又有"浸淫疮""血风疮""旋耳疮"等名称。

02 湿疹是怎样发生的？

(1) **西医观点**：湿疹病因尚不明确，与内外因素均有关。

内因包括免疫功能异常、系统性疾病、遗传性和获得性皮肤屏障功能障碍。有过敏体质家族史的宝宝容易发生湿疹。导致儿童湿疹的病因还与自身有关，因为婴儿的皮肤角质层比较薄，毛细血管网丰富而且内皮含水及氯化物比较多，对各种刺激因素较敏感，儿童湿疹本身不是由潮湿所致，但潮湿可以促使湿疹加重。给孩子洗完澡，或者是孩子出汗后，皮疹都会变得更加明显。第一次发现湿疹并引起家长的重视往往是在洗澡后，因此错误地将原因归为洗澡后身体没擦干等潮湿因素。

外因包括环境和食物中的过敏原，如牛奶极易引起过敏，其他食物，如鸡蛋、鱼、虾、蟹、巧克力、糖果都可能会引起过敏；刺激物和微生物、化学物质及气候变化等,如羊毛织品、人造纤维衣物、花粉、螨虫、汗液、尿液、空气干燥等,都可能引发湿疹。精神心理因素也可诱发和加重本病。另外,机械性摩擦,如唾液和溢奶经常刺激,也是本病的诱因。护理不当,如过多使用较强的碱性肥皂,过高营养,以及肠内异常发酵等也可引起本病。有些婴儿,尤其在新生儿时期,由于母体雄激素通过胎盘传给胎儿,以致新生儿皮脂增多,易致脂溢性湿疹。

(2) 中医观点:祖国医学认为,湿疹首先归咎于先天禀赋不足,湿热内蕴,复受风湿热邪,内外两邪相搏,阻滞肌肤所致。其病因多由饮食失节或过食腥发动风之品,伤及脾胃,脾失健运,湿热内蕴,湿邪困脾,复感风湿热邪,内外相搏,充于肌肤腠理,发为本病。"湿"性重浊黏腻,易耗血伤阴,化燥生风,反复发作。故治疗慢性湿疹时,健脾除湿是关键。脾气得充而健,湿邪得除,则气血充盈,肌肤得养。

03 患儿湿疹会有哪些表现?

(1) 概述:婴儿湿疹中医称"奶癣"或"胎疮"。多发生于哺乳期的小儿,它是由遗传体质引起的,对多种物质过敏的皮肤病。常在出生后1个月左右发病,病位主要在面部,特别是两颊部,最初是红斑,针头大小丘疹,随后可融合成较大水肿性损害,皮肤表面有丘疹、水疱、脓疱、糜烂、渗出。可结成大小不等痂皮,痂脱落后露出糜烂面或红斑,以后逐渐好转,有的皮损波及头皮,由于此病瘙痒剧烈,可引起小儿哭闹不宁。

(2) 湿疹的分期及其特点:共同特点:皮疹多形性,对称分布,自觉瘙痒,易复发。

①急性湿疹:初发的皮肤损害为红斑、针尖至粟粒大小的丘疹和丘疱疹、水疱、糜烂及渗出,逐渐向周围蔓延,边界弥漫不清(图2-2-1~图2-2-4)。自觉症状为剧烈瘙痒。

儿童常见皮肤病

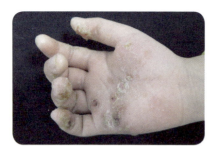

▲ 图 2-2-1　手部急性湿疹

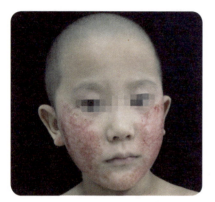

▲ 图 2-2-2　面部急性湿疹

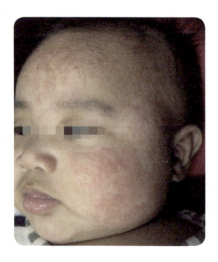

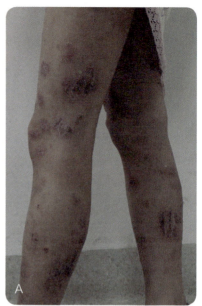

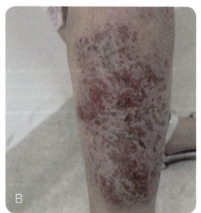

▲ 图 2-2-3　下肢急性湿疹

◀ 图 2-2-4　婴儿急性湿疹

②**亚急性湿疹**：介于急性和慢性湿疹之间的过渡状态，红肿、渗出等急性炎症减轻，糜烂面结痂、脱屑（图 2-2-5，图 2-2-6）。

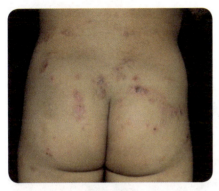

▲图 2-2-5　臀部亚急性湿疹

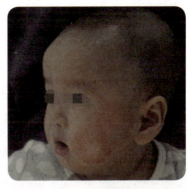

▲图 2-2-6　面部亚急性湿疹

③**慢性期**：主要表现为皮肤粗糙、肥厚、苔藓样变（图 2-2-7～图 2-2-9）。

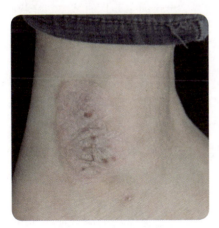

▲图 2-2-7　足踝部慢性湿疹

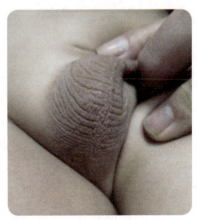

▲图 2-2-8　阴囊慢性湿疹

儿童常见皮肤病

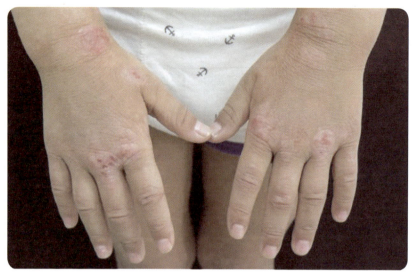

▲ 图 2-2-9　手部慢性湿疹

04　湿疹如何治疗？

湿疹难以根治，容易反复，治疗的主要目的是控制症状，减少复发，提高患儿生活质量。

（1）**基础治疗**：对患儿及家属宣传教育，了解湿疹发生、发展过程，主要治疗方法，避免诱发和加重因素，保护皮肤屏障，加强皮肤护理。如果孩子出现了湿疹，母亲在母乳喂养期间不用忌口。患儿的饮食要定时定量，最好吃母乳。母乳喂养可以防止由牛奶喂养而引起异种蛋白过敏所致的湿疹。如果患儿是吃牛奶，则要多加水少加糖，而且牛奶煮沸的时间要稍长一些。此外，患儿如有消化不良，应及时进行治疗。避免刺激性的物质接触孩子的皮肤，尤其是不能接触孩子的湿疹，避免使用刺激性肥皂或洗涤剂，不用热水洗烫，避免搔抓或摩擦，保持环境温度湿度适宜，也不要在患处涂擦油脂丰富的护肤品。平时要给孩子穿松软、宽大的棉织品或细软布料的内衣，避免穿化纤织物，而且内、外衣均要忌羊毛织物以及绒线衣衫。婴儿的尿布应勤洗勤换。注意有无对空气中的变应原过敏，如屋尘、屋尘螨、花粉、动物、真菌等；有无对食物性变应原过敏，如牛奶、花生、大豆、坚果、鱼、虾、小麦等；必要时采用低变应原饮食，保持精神愉快，不宜过度劳累，避免情绪紧张、激动等使皮损加重，有活动性皮损时不宜种痘或注射预防针，并避免接触种痘者或单纯疱疹患者，以免引起牛痘样或疱疹性湿疹。

（2）局部药物治疗（依据皮损性质分期用药）：急性期渗出、糜烂时用湿敷，渗出不多时用氧化锌油剂保护。亚急性期可外用糊剂，慢性期用激素软膏、乳膏，配合用保湿剂。糖皮质激素外用制剂具有抗炎、抗过敏、止痒特性，国内国外"湿疹治疗指南"一致认为是湿疹治疗中的一线基本药物，一般婴幼儿宜选用中弱效，成人多使用中强效，用于眼睑面部和皮肤皱褶部位宜选择较弱效的糖皮质激素。非糖皮质激素类局部免疫调节剂，临床常用的他克莫司、吡美莫司均属于大环内酯类钙调蛋白抑制剂，主要副作用为用药局部一过性烧灼、刺痛等刺激反应，3～5日后烧灼感逐渐消失，可常态外抹，无激素不良反应。为防止和控制继发感染，常配合抗生素。

（3）润肤剂、保湿剂：使用含有油脂性基质或含天然保湿因子的产品，如白凡士林、液状石蜡、硅油、羊毛脂、蜂蜜、尿素、丙二醇等，有助于保持角质层的水分，维持皮肤弹性，恢复皮肤屏障功能，降低对外界刺激的敏感性，干燥皮肤患者宜全身应用1～2次/日，尤其沐浴后即刻使用效果更佳。

（4）系统治疗：依据患儿年龄及具体病情选择抗组胺药，伴广泛感染者可系统应用抗生素，系统性糖皮质激素和免疫抑制剂不主张常规使用。

（5）物理治疗：短波紫外线（UVB）照射皮肤科促进炎症吸收，对于面积广泛的湿疹具有较好的治疗作用，短波紫外线多次照射后，会使肤色暂时变黑,无其他不良反应,一般每周照射 1～2 次,每次照射几十秒至数分钟,可用于湿疹的辅助治疗。

(6) **中医中药治疗**:中医以整体观念为主线,针对疾病的不同发展阶段及个人的具体体质可采取辨证论治的方法进行辨证,针对患者现阶段的病情采取相应的治疗原则及药物,以清热利湿、健脾祛湿、养血润燥等手段采取相应药物组方调配发挥相应的作用以缓解患者不适症状,并可针对患者大便干稀不调、睡眠欠佳等症状进行相应改善。

05 湿疹如何预防?

治疗湿疹时更要重视湿疹患者的日常生活调护,强调调理脾胃。建议日常食物宜温食,避免可能致敏的食物。中医学认为,湿疹与婴儿体质有关,多由喂养不当,内生湿毒,外受风邪引起。如注意喂养,在小儿 1 岁左右断奶后,湿疹可逐渐痊愈,乳母可不忌口。此外,要保持患儿大便通畅。

06 为什么我们的孩子会患湿疹?

特应性湿疹是由多种内外因素引起的皮肤过度敏感的疾病,存在皮肤屏障功能缺陷,婴幼儿时期开始,皮脂腺分泌较少,皮肤干燥、粗糙、易瘙痒。患儿亲属往往患有湿疹、哮喘或枯草热(一种对花粉等过敏的鼻炎甚至哮喘),具有一定的遗传素质。但发生概率并不是很高。日常生活中,许多外界的因素会影响湿疹发病如沐浴水温高、碱性沐浴液、花粉、霉菌、尘螨等。

07 患儿湿疹持续多久?

儿童过度敏感的皮肤状态可能会延续到十几岁。大部分儿童的湿疹会随着年龄增长而逐渐好转。不同儿童,湿疹好转的年龄是不一样的，许多孩子5岁时会出现明显改善，大部分孩子在十几岁时可能还偶尔会有些症状。仅仅小部分人，一直到成年期都会有严重的湿疹。

08 如何正确使用糖皮质激素类软膏？

正确使用是安全的。局部糖皮质激素类软膏在效价强度上有很大不同（有弱效、中效、强效、超强效等）。在医生指导下，局部使用弱效或中效的糖皮质激素是非常安全的。很多家长们对局部使用激素感到很担心，其实只有误用强效糖皮质激素才会出现家长所担心的问题，比如使皮肤变薄等。强效糖皮质激素不常规应用于儿童。在湿疹皮疹处局部搽弱效激素药，如1%氢化可的松软膏，每天1～2次，即使是长期使用也是安全的，但连续每天在儿童面部（成人亦如此）用激素，不能超过2周。那些需局部用强效糖皮质激素或需要长时间使用中效激素软膏的患儿，建议改用局部免疫调节药物。外用糖皮质激素类药膏，不会使局部皮肤变黑，皮疹消退后，局部肤色变黑与新生皮肤对日光照射的反应有关，数月后会恢复正常肤色。

09 儿童患了湿疹可以进行免疫接种吗？

湿疹儿童应和正常儿童一样接受所有的常规免疫接种，即使服用抗组胺药也不影响疫苗的防病效果。但如果患儿对疫苗过敏，出现红斑、丘疹，同时有湿疹，会干扰医生判断是否出现疫苗过敏反应。建议在湿疹缓解后接种疫苗。对有鸡蛋过敏史的湿疹儿童，接种麻疹-腮腺炎-风疹三联疫苗和麻疹疫苗是安全的。但这些注射应在当地医院密切关注下进行。任何一种免疫接种，都可能在接种几天后出现使湿疹加重的情况，但发生率比较小同时也不太严重。

（王冰洁）

第三节 特应性皮炎

01 什么是特应性皮炎？

特应性皮炎（atopic dermatitis，AD），原称"异位性皮炎""遗传过敏性皮炎"，是一种与遗传过敏体质相关的特发性皮肤炎症性疾病，患者往往有剧烈瘙痒，严重影响生活质量，家族中可见明显的"异位性"特点。<u>本病表现为多形性皮损，皮肤干燥、红斑、粗糙、脱屑、丘疹、糜烂、渗出，常伴发哮喘、过敏性鼻炎</u>。本病通常初发于婴儿期，1岁前发病者约占全部患者的50%，呈慢性经过，部分患者病情可以迁延到成年，但也有成年发病者。在发达国家儿童中患病率可高达10%～20%，2012年上海地区流行病学调查显示，3～6岁儿童患病率达8.3%，城市显著高于农村（10.2%比4.6%）。祖国医学称特应性皮炎为"四弯风"。

02 特应性皮炎是如何发生的？

（1）**遗传因素**：同卵孪生子与异卵孪生子，如果一方患特应性皮炎，另一方也患病的发生率分别为77%和15%。家系研究提示，本病家族遗传倾向明显，小儿发病与其父母过敏素质明显相关。多项针对新生儿的前瞻性研究表明，如果父母患有变应性疾病（如哮喘、过敏性鼻炎、特应性皮炎等），则子女患特应性皮炎的危险性增加。父母一方受累，30%～50%的儿童在2岁左右发病；父母双方均受累，其比例上升至51%～79%；而没有家族史的儿童仅为1.3%～19%。也就是说，患有特应性皮炎的父母生下的孩子将来患本病的概率大大增加，但并不是说这样的父母生下的孩子就一定会患本病。

（2）**特应性皮炎与变应原**：婴幼儿及儿童的发病率高于成年人，

婴幼儿（3岁以下）过敏性疾病以食物过敏为主，4岁以上儿童对吸入性抗原的敏感性增加。而对牛奶、鸡蛋、鱼类等食物性过敏原的敏感性逐渐降低，逐渐耐受，食用后不再过敏了。

（3）微生物： 特应性皮炎患者皮肤屏障功能受损，皮肤微生态环境变化，天然免疫屏障减弱，容易继发各种微生物感染，而各种微生物抗原及超抗原又可引发或加重皮肤超敏反应，导致特应性皮炎病情恶化。

（4）其他与特应性皮炎有关的因素： ①环境因素：流行病学资料表明特应性皮炎的发病率城市高于农村。②接触刺激物：一些化学刺激物如肥皂、酸果、盐、杀虫剂、防腐剂、清洁剂、香烟、挥发物等；一些物理刺激物，如羊毛、合成纤维、低湿度、温度剧变等都可以使易感人群致病或使特应性皮炎患者病情加重。③压力：压力能影响特应性皮炎的严重程度。常见的压力，如转学、暴力、考试等因素。④妊娠对于患特应性皮炎的女性也是重要的加剧因素。⑤精神应激与特应性皮炎的复发和加重有密切关系。

发病机制

（1）西医观点： ①皮肤屏障功能异常，特应性皮炎患者，皮肤油脂分泌减少，皮肤水分丢失增加，皮肤干燥。②异常的免疫反应是特应性发病机制的关键。特应性皮炎患者对多种环境抗原有异常的免疫反应，导致产生 IgE 抗体和 T 细胞反应。

（2）中医观点： 中医学认为先天禀赋不足，素体偏热，后天饮食失节，脾失健运是特应性皮炎发病的根本原因。张志礼教授认为：特应性皮炎发病除脾虚之外，与母体遗热与胎儿、后天饮食失调，造成食滞胃热有关，认为脾虚胃热、食滞不化为此病之本，风湿热邪是本病之标。特应性皮炎病位主要在心、脾、肺，证多属心脾失调。《内经》病机十九条中"诸痛痒疮，皆属于心"和"诸湿肿满，皆属于脾"也同样说明皮肤病从心脾论治的重要性,脾失健运、水湿泛于皮肤是儿童特应性皮炎的基本病机,治疗上当以健脾气、运水湿、清除心脾湿热为主。

03 儿童特应性皮炎临床表现有哪些?

症状多以慢性反复性瘙痒为主,影响睡眠。病程常经过婴儿期、儿童期和青少年成人期的3个演变过程。

(1)婴儿期(1个月～2岁):以面部、头皮的红斑、丘疹、黄色脱屑为先兆,搔抓摩擦后可出现渗出、糜烂、结痂。皮损迅速扩散到其他部位,患儿因瘙痒常哭闹不安,影响睡眠,可继发感染。

(2)儿童期(2～12岁):常见颈部、手部、肘窝、腋窝、小腿伸侧等部位的慢性复发性皮炎,伴皮肤干燥(图2-3-1～图2-3-5)。此期瘙痒剧烈,形成"瘙痒—搔抓—瘙痒"恶性循环。

(3)青少年成人期(＞12岁):皮损与儿童期类似,多为局限性干燥性皮炎损害,由于长期的搔抓和摩擦(图2-3-6,图2-3-7),

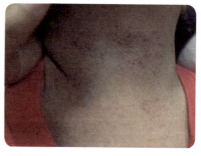

▲ 图2-3-1 特应性皮炎,儿童期,颈部红斑、丘疹

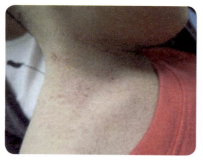

▲ 图2-3-2 特应性皮炎,儿童期,颈部红斑、丘疹

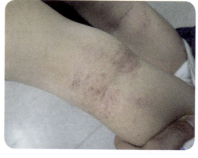

▲ 图2-3-3 特应性皮炎,儿童期,肘窝红斑、丘疹

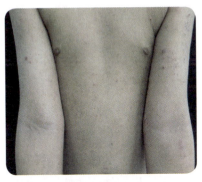
▲ 图 2-3-4 特应性皮炎，躯干、上肢对称性红斑、丘疹

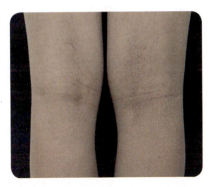
▲ 图 2-3-5 特应性皮炎，儿童期，腘窝红斑、丘疹

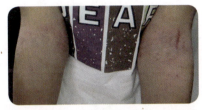
▲ 图 2-3-6 特应性皮炎，双侧肘窝红斑、丘疹、抓痕

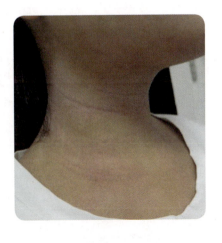
▶ 图 2-3-7 特应性皮炎，颈部皮肤干燥、红斑

常出现皮沟加深，皮嵴隆起，皮肤肥厚、硬化、粗糙，像牛皮样又厚又硬，同时伴有抓痕、血痂，急性发作时会出现糜烂、渗出。实验室检查可伴有外周血液中嗜酸性粒细胞增多、血清总 IgE 高、血清特异性 IgE 升高等。

04 特应性皮炎如何治疗？

特应性皮炎是慢性复发性疾病，患者及家属要与医生建立长期的良好医患关系，相互配合，共同选择最好的治疗方案。患者教育与配合是治疗的基本前提。

（1）祛除病因：尽可能寻找各种致病因子或刺激因素，并努力避免或清除是特应性皮炎治疗的重要环节。提倡母乳喂养，辅食添加方式建议少量、逐渐增加，充分蒸煮，对于明确过敏的食物避免接触，衣服应纯棉、宽松，居室环境通风、清洁，勤换衣服和床单，不养宠物，不铺地毯，少养花草，尽量减少生活环境中的过敏原。千万不要小看这些生活细节，因为祛除这些可能导致疾病发生的因素就能明显改善孩子的病情。

（2）皮肤护理：沐浴，洗澡过程中不建议用毛巾搓擦，以免破坏皮肤屏障，水温不要过高，32～38℃最佳，每日一次或隔日一次，每次10～15min，建议仅用清水冲洗即可，如皮肤明显污浊，可用低敏无刺激的弱酸性洁肤用品。恢复并保护皮肤屏障，特应性皮炎治疗上同其他皮炎或湿疹综合征治疗相似，但也有其特殊性。皮肤屏障功能障碍是特应性皮炎发病的重要基础，因此，恢复并保护皮肤屏障是特应性皮炎治疗中必须充分考虑的问题，也成为各种疗法的重要基础。浴后3min内立即使用润肤霜，每日1～2次。

关于使用沐浴产品，很多家长认为不使用这些产品就不能很好地完成清洁，但实际上孩子的皮肤并没有想象中那么脏，你花费很大力气搓掉的那些泥其实就是孩子皮肤的角质层（孩子皮肤城墙的第一层）；另外，人体皮肤表面的pH是弱酸性的，而市面上大多数洗护用品都是碱性的，这样一来，酸碱中和反倒会破坏皮肤屏障。

（3）对症治疗：瘙痒是特应性皮炎突出的主观症状，也是引起皮肤炎症加重和迁延不愈的主要原因。瘙痒也会严重影响患者的生活质量。因此，止痒在特应性皮炎治疗中显得尤为重要，特别是阻断痒—搔抓—痒这一恶性循环。控制皮肤炎症反应过程是减轻瘙痒的重要措施，但一些基础治疗如保湿、避免各种刺激、合理使用镇静抗炎症介质药物等对控制瘙痒十分必要。

有些家长担心长期服用抗组胺药（具有止痒作用的药物）会对孩子的身体健康产生不良作用，在这里需要向家长们说明的是：所有的药物都会有一定的副作用，这些副作用一般都会因人而异，而所有的药物在上市之前都会经过严格的动物实验及临床试验，而且医生也会根据具体情况给予药物，所以，一般情况下可放心使用此类药物来缓解孩子的瘙痒症状。

(4) 心理疏导：特应性皮炎严重影响患者的身心健康，而心情烦躁甚至精神异常，可以影响病情的发展，也影响治疗的依从性和疗效。在治疗特应性皮炎时，应注重心理疗法，要关心患者，告知患者病情、严重程度、预后及治疗方法的评价，避免精神紧张或焦虑，让患者面对疾病，了解病情。

特应性皮炎患儿夜间瘙痒严重，影响睡眠，不仅会影响患儿的生活质量，更会因为瘙痒让家长反复搔抓进而影响家人的生活质量。医生需要向患儿及家长充分交代病情，使其理解疾病的特点和发展过程，并告知相应的处理办法，如冷敷、润肤剂的使用、药物的使用等。

(5) 个体化治疗：特应性皮炎病程较长，疾病反复发作，迁延不愈，是一种不危及生命的良性疾病。在选择治疗方法时，要充分评价各种治疗的风险/效益比，防止过度治疗，并且避免因此而影响身体健康，甚至损害其他重要脏器的功能。

(6) 外用药：皮质类固醇激素联合钙调神经磷酸酶抑制剂，包括他克莫司软膏、吡美莫司乳膏是特应性皮炎的一线治疗。有继发感染者外用抗生素。药物注意事项要谨遵医嘱。

(7) 内服药物：抗组胺药主要有止痒、抗炎的作用；激素治疗应慎用，仅用于严重发作、其他药物难以控制的情况。对急性泛发以及对多种治疗方法效果不佳者，可考虑短期使用皮质类固醇激素，如泼尼松口服，勿长期使用；免疫抑制剂、抗炎症介质药物根据情况适当选用。

(8) 其他

①**紫外线（UVB）疗法**：UVB疗法是利用紫外线照射人体来防治疾病的一种物理治疗技术。UVB是短波紫外线，波长为311nm，具有消炎、杀菌等作用。对皮疹面积较大、病情较重、瘙痒严重的患者可采取此种方法治疗。

②**中医中药**：特应性皮炎属中医"四弯风"范畴，脾虚胃热、食滞不化为此病之本，风湿热邪是本病之标，治疗上当以健脾气、运水湿、清除心脾湿热为主。可根据患儿本人体质及病情采用茯苓、山药、薏苡仁、黄芩、黄连、猪苓等加减运用。

05 如何预防与护理？

①母乳喂养可以减轻湿疹的严重程度。蛋白类辅食应该晚一些添加，如鸡蛋、鱼、虾类，一般小儿从4个月开始逐渐添加，而有湿疹的小儿，建议晚1～2个月添加，且添加的速度要慢。小儿的饮食尽可能是新鲜的，避免让小儿吃含气、含色素、含防腐剂或稳定剂、含膨化剂等的加工食品。②如果已经发现因食用某种食物出现湿疹，则应尽量避免再次进食这些食物。③有牛奶过敏的小儿，可用氨基酸奶粉持续6个月。④对鸡蛋蛋清过敏的小儿可单吃蛋黄。⑤人工喂养的小儿患湿疹，可以把牛奶煮沸几分钟以降低过敏性。⑥小儿食物以清淡饮食为好，应该少些盐分，以免体内积液太多而易发湿疹。⑦在衣物方面，贴身衣服可选用棉质材料，所有衣服最好是棉质的，衣着应较宽松、轻软。床上被褥最好是棉质的，衣物、枕头、被褥等要经常更换，保持干爽。⑧日常生活护理方面不要使用过紧、过暖的衣物，避免过热和出汗。并让小儿避免皮肤接触羽毛、兽毛、花粉、化纤等过敏物质。⑨在洗浴护肤方面，以温水洗浴最好，避免用去脂作用强的碱性洗浴用品，选择偏酸性的洗浴用品。护肤

第二章 过敏性皮肤病与过敏原的检测

用品选择低敏或抗敏制剂护肤，并且最好进行皮肤敏感性测定，以了解皮肤对所用护肤用品的反应情况，及时预防过敏的发生。经常修剪指甲，避免抓伤皮肤。⑩在环境方面，室温不宜过高，否则会使湿疹痒感加重。环境中要最大限度地减少过敏原，以降低刺激引起的过敏反应。避免接触烟草。⑪合理生活起居，保持小儿大便通畅，睡眠充足，适当进行体育锻炼。

06 洗澡有害处吗？

洗澡脱衣服后，孩子会趁机"疯狂"抓痒，因此洗澡前准备很重要。脱衣服后，要迅速地把宝宝放在洗浴盆中。在准备洗澡前，没穿衣服的宝宝会乱抓皮肤引起皮肤病情恶化。洗澡可以使皮肤清洁、去除死皮、鳞屑，这对预防感染有帮助。在洗澡水中加入合适的沐浴油对皮疹有利，可以使皮肤不干燥，浸在水里10min，有助于皮肤恢复水分，并使皮肤软化。当洗澡结束后，在皮肤还是潮湿时，立刻（3min内）涂上保湿润肤霜。不使用普通肥皂，因为普通肥皂是碱性的，有刺激性而且有香味（肥皂中有香味的香料对敏感的皮肤也是一种刺激）。最好用Cetaphil（丝塔芙）清洁皮肤，儿童对它的耐受度较好，使用也比较容易，洗澡的水温可以稍微凉一点，但房间一定要暖和，避免因突然温度变化而致的皮肤瘙痒。

07 抗组胺药会成瘾吗？

我们可以肯定地告诉您，抗组胺药不会成瘾，也没有证据显示长期使用会有危险。抗组胺药物可以减轻痒感并有镇静作用。因此晚上使用可以帮助睡眠，至少应该在睡觉前0.5～1小时给药。没有镇静作用的抗组胺药可以在白天使用，含有抗组胺药的药膏或洗液不能用于湿疹，因为它们可能会导致过敏反应。

08 可以晒太阳吗？

日晒后，湿疹通常会缓解，特别是外出度假时，日光浴其实就好像天然的紫外线照射疗法。天气较热时，湿疹儿童要穿宽松棉质衣服，保持凉爽。皮肤过热，容易导致痱子。建议用一些适当的防晒产品预防晒伤。在大热天时，可以让孩子穿一件宽松的湿T恤来降低皮温、减少瘙痒。

09 特应性皮炎患儿可以游泳吗？

短时间游泳可以减少皮肤表面的细菌定植，减轻或避免患儿皮肤细菌感染。应该鼓励儿童学习游泳并积极参加各种体育运动。

（吴金环）

第四节 接触性皮炎

01 什么是接触性皮炎？

接触性皮炎（contact dermatitis）是由于接触某些外界物质，在皮肤黏膜接触部位发生的炎性反应。临床上多为急性发病炎症过程；如长期反复接触致敏的物质使皮炎呈慢性经过。皮疹边界清楚，皮疹边界与接触物质范围一致，皮疹剧烈瘙痒，形态单一，可以是红斑，或者丘疹、水疱等。

中医按其病因"癣"病机多属风湿热毒、湿热郁结、外伤血凝而致，归属"漆疮""膏药风""马桶癣"等病证范畴。

02 引起接触性皮炎的物质有哪些？接触性皮炎是如何发生的？

顾名思义，皮肤或黏膜接触某些外界致病物质所引发的皮炎称为接触性皮炎，皆因"接触"而得。这些物质有：① 护肤品、美容美发产品、化妆品，如香脂、香霜、染发剂、烫发剂、发水、发油、指甲油、剃须膏、牙膏、防光剂、除臭剂、除汗剂及其他乳化剂等。② 生活中常接触的洗涤用品、职业化学化工原料、修理修车机油系列、橡胶制品等，服装类：纺织品、皮革、塑料等，染料过敏最多见，人造纤维如尼龙、的确良等，袜子、拖鞋、凉鞋、皮鞋、长筒靴等，拖鞋、凉鞋引起的足背皮炎等。③ 外用药物：甲紫有局部刺激作用可引起接触性皮炎。④ 金属类：铬、镍、钴在工业接触者中常可致过敏性皮炎。⑤ 杀虫剂类：如除虫菊、DDT、六六六、氨基甲酸酯。⑥ 装修材料：合成树脂、橡胶单体、环氧树脂、聚乙烯、乙烯基及各种合成橡胶及其甲醛原料。⑦ 植物类：如漆树、荨麻、除虫菊、银杏等。⑧ 水果类：芒果、水蜜桃、无花果引起接触性唇炎。

发病机制分为原发刺激反应和变应性接触性皮炎。原发性刺激反应多指具有强刺激的物质，如强酸、强碱，无论任何人接触后达到一定时间，反应可以在数分钟即刻发生，也可能是慢性反复刺激而缓缓发病。变应性接触性皮炎与个人的易感性有关，接触物本身无刺激性与毒性，多数人接触后不发病，仅有少数患者接触致敏物数日后发病。

03 接触性皮炎有哪些表现？

接触性皮炎根据病程分为急性、亚急性和慢性。急性接触性皮炎起病急，典型皮疹为境界清楚的红斑，皮损形态与接触物有关，其上有丘疹、丘疱疹，严重时红斑明显可有水疱、大疱。疱破后糜烂、渗出，自觉瘙痒或灼痛，搔抓后可将致敏物质带到远隔部位出现类似皮疹。如果接触物的刺激性较弱或浓度较低，皮损开始可呈亚急性，长期反复接触可致局部皮损慢性化，表现为轻度增生及苔藓样变。以下为儿童常见的几种特殊类型的接触性皮炎。

（1）**尿布皮炎**：由于尿布粗糙、不干净或大小便后未及时更换尿布，产氨细菌分解尿液后产生较多的氨，刺激皮肤所致。表现为婴幼儿臀部、外阴、股部等尿布区出现红斑、丘疹、丘疱疹及糜烂。有时局部可以合并细菌或念珠菌感染。

（2）**马桶皮炎**：主要由马桶垫圈上的油漆或塑料引起。表现为臀部接触马桶部位出现一圈红斑，皮损表现极为典型。

（3）**舌舔皮炎**：好发于秋冬等干燥季节，主要见于儿童。因经常用舌舔口唇及口周围皮肤，而在口周出现一圈红斑、脱皮及放射状小裂口（图2-4-1）。

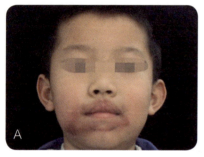 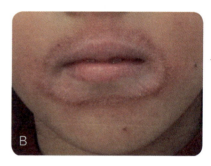

▲图2-4-1　口周皮炎

（4）**芒果皮炎**：主要由芒果汁刺激所致。表现为吃芒果后口周皮肤出现红斑、丘疹及脱皮，伴有瘙痒或轻度疼痛。此外，西红柿汁、菜汤及口水等也可刺激口周皮肤而出现皮炎。

（5）**其他**：弹钢琴长期接触琴键、玩橡皮泥或塑料玩具可引起儿童手部接触性皮炎（摩擦性苔藓样疹），光脚穿胶鞋或塑料凉鞋可导致足部接触性皮炎，此外项链、耳环、衣服的商标、助听器、衣服中的染料等接触皮肤均可引起接触性皮炎。

04　怎样确定接触性皮炎的致敏物质？

斑贴试验是检测接触过敏原的经典试验，是确定皮炎湿疹患者的致敏原的一个简单、可靠的方法。但此方法需要在患儿身

第二章　过敏性皮肤病与过敏原的检测

上固定过敏原物质并保持72小时方可取下，因此接触试验部位可能出现红斑、水疱、瘙痒等不适，患儿难以配合，故一般儿童不采用此方法检测过敏原。

(1) **检验方法**：将受试物置于铝条里，置背部或前臂屈侧，固定，经48小时取下，在48小时、72小时分别根据局部皮肤表现判读结果。

(2) **判读结果**：依据皮肤反应，将结果分为六个等级：-、±、+、++、+++、++++。正常人为阴性（-）；±，为可疑，接触部位瘙痒或轻度红肿；+，弱阳性，单纯红斑、瘙痒；++，中阳性，红肿、丘疹；+++，强阳性，显著红肿、丘疹、小水疱；++++，极强阳性、显著红肿、水疱、坏死。

05　接触性皮炎如何治疗？如何预防？

本病治疗原则是寻找病因，迅速脱离致敏物并积极对症处理。

(1) **查找致敏原**：接触了致敏物质或毒性物质后，立即用大量清水冲洗干净。避免搔抓，不用热水洗烫及碱性大的肥皂洗涤。局部清洁尤为重要，常用温水、硼酸水、过氧化氢溶液（双氧水）、醋酸铝液清洗，如有油脂可选用橄榄油或植物油（如蓖麻油）清洗；如伴有厚痂皮选用水杨酸油，用纱布厚涂一层敷于患处24h后用油洗。

(2) **系统用药**：口服止痒、脱敏药物，如氯苯那敏（扑尔敏）、盐酸西替利嗪等。必要时静脉注射葡萄糖酸钙及维生素C。严重者可服用小剂量激素。有继发感染时可以合并应用抗生素。

(3) **局部用药**：根据局部基本皮肤损害，合理选择药物剂型，降低皮肤敏感状态，修复皮肤屏障。如伴大量渗液、糜烂时，先进行湿敷，促进皮损干燥，每天4~6次，每次20min；当皮疹红肿无糜烂渗出时，可外用炉甘石洗剂；当皮疹以丘疹、鳞屑、结痂为主时，可外用激素类药膏。接触性皮炎的治疗应在医生指导下进行。

皮疹好转后可逐渐减少或停用激素药膏，配合润肤剂加速皮肤屏障的修复。尿布皮炎应注意随时更换尿布，保持阴部、臀部清洁、干燥，少用肥皂洗浴产品以免加重刺激，局部可外用氧化锌油等保护剂。

(4) **预防**：由于接触性皮炎的发病前提是接触才发病，不接触就不发病，因此接触性皮炎是可以预防的。预防复发的关键在于不再接触致敏因子。对化妆品过敏者，可选用不含有香料、颜料的化妆品。对马桶过敏者，便前可将马桶边缘盖上纸张或布垫，使其不直接接触皮肤，即可预防。孩子患尿布皮炎时，应保持患处皮肤清洁、干燥，勤洗澡，最好选择细软的纯棉布做尿布，并保持尿布干燥和清洁，尿布外不包塑料布或橡皮垫，以免加重病情。使用婴儿纸尿裤时应注意质量的优劣。要提醒各位爸爸妈妈们，皮炎往往会让孩子痛痒难耐，有些孩子可能会喜欢用手指甲去挠抓患处，指甲中含有不少的细菌，挠抓虽然会让孩子暂时感到舒适，但是这并不利于病情的恢复，甚至可能导致病情更为严重。所以，爸爸妈妈们一定要约束您的孩子，不要让孩子肆意挠抓自己的肌肤。

06 宝宝接触性皮炎一般持续多久？

接触性皮炎患者及时治疗，去除病因后，经适当治疗1～2周痊愈。但再次接触病因可再次复发，由于其发病常由接触外界刺激物质所引起，常见的有染料、塑胶制品、动物皮毛、强酸、强碱等。因此，在预防上有重要意义，而且即使发病了，如能及早去除病因，早做正确处理，轻者有时可自愈，重者经治疗不会延长病程。

07 小儿患了接触性皮炎用忌口吗？

注意饮食调理，均衡营养，多吃水果、蔬菜等维生素丰富的食物，维生素是天然的抗组胺剂，每天应该从饮食中摄取。少吃鱼虾、牛羊肉和油腻、甜食及刺激性食物。

08 小儿接触性皮炎可以用激素吗？会不会产生依赖？会影响生长吗？

可以外用激素药膏，应根据皮疹性质及部位等在医生指导下用适当强度及浓度激素药膏或口服激素等。如果皮疹面积广，出现水疱、大疱，局部肿胀痛痒，短时间正规应用可较好控制病情，不会产生依赖，不影响生长发育。

09 儿童接触性皮炎会传染吗？

不会传染给别人，接触性皮炎是过敏性疾病，不是病菌引发的疾病无传染性。但如果搔抓或治疗不当刺激原发皮疹加重，会导致其他部位出现类似皮疹，即自身敏感。

（吴金环）

第五节　尿布皮炎

01 什么是尿布皮炎？

本文介绍尿布皮炎（diaper dermatitis）为狭义的尿布皮炎，即仅指发生在尿布区的急性刺激性皮肤炎症反应，是婴幼儿期最常见的皮肤病之一，据估计发病率7%～35%，而实际上大多数婴儿均可发生程度不等的尿布皮炎。中医称为"猴头疳"。

02 为什么会患尿布皮炎？

原发性尿布皮炎或刺激性尿布皮炎是尿布区最常见的皮损，发病与性别无关，多见于3周～2岁的婴幼儿，发病高峰期在9～12个月，很少见于新生儿早期。尿布皮炎的发生与尿布区皮肤屏障功能异常、尿便刺激和护理不当有关。主要有以下原因：①尿布区皮肤含水量增加以及机械刺激；②尿布区皮肤pH升高；③尿布区皮肤微生物增殖；④尿布区局部温度因封包而升高，可引起血管舒张并加重炎症反应；⑤化学刺激物和过敏原。

03 尿布皮炎的皮疹是什么样的？

尿布皮炎最常见的三种类型是摩擦性尿布皮炎、刺激性尿布皮炎和念珠菌性尿布皮炎，也是尿布区皮肤屏障功能下降和皮肤炎症反应逐渐加重的不同发展阶段。

（1）**摩擦性尿布皮炎**：主要累及最易受摩擦的皮肤部位，如大腿内侧面、生殖器区、臀部和下腹部，但是屈侧和皱褶不受累及。皮损表现为淡红斑和少量鳞屑，尿布边缘可见"潮痕"状的皮炎改变，患儿多无明显自觉症状。此型发生和消退均很迅速，只需勤换尿布和保持清洁卫生即可自愈。

（2）**刺激性尿布皮炎**：皮损部位同摩擦性尿布皮炎，但是程度加重，表现为发亮的釉面样鲜红甚至紫暗斑，周围散在带有光泽的粉红色丘疹、斑块和结节，重者可发生糜烂、溃疡甚至继发感染（图2-5-1）。患儿可自觉瘙痒、

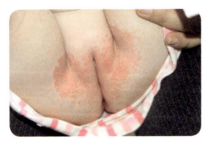

▲ 图2-5-1 刺激性尿布皮炎

疼痛，哭闹增加、躁动不安，影响进食和睡眠。

（3）**念珠菌性尿布皮炎**：是在刺激性尿布皮炎的基础上，继发白色念珠菌感染而形成的，典型表现为泛发的、牛肉红色的红斑，境界清楚，边缘隆起伴有白色鳞屑，周围散在卫星状分布的脓疱和鳞屑性丘疹。皮损好发于臀部、下腹部和大腿内侧面，可扩展至生殖器区如全部阴囊和阴唇皮肤，会阴、肛周和腹股沟皱褶处也可受累，区别于刺激性尿布皮炎。

04 尿布皮炎应如何治疗？

轻中度的刺激性尿布皮炎通过加强皮肤护理，可迅速缓解临床症状；中重度或轻中度刺激性尿布皮炎经上述处理无效时，需要加用外用药物治疗。

（1）**润肤治疗**：使用凡士林或含氧化锌的护肤剂保护皮肤屏障。

（2）**抗感染治疗**：选用低效价且不含氟的糖皮质激素制剂，如1%的氢化可的松。避免使用强效或含氟制剂，以免因尿布封包造成吸收过度而引起皮肤萎缩等副作用。

（3）**抗真菌治疗**：若经抗感染治疗数日，无明显缓解，应注意白色念珠菌感染可能，可外用抗真菌制剂如制霉菌素、克霉唑、酮康唑、咪康唑和氟康唑等，一般2周内见效，联合1%氢化可的松外用可加快红斑消退。

（4）**抗细菌治疗**：刺激性尿布皮炎继发细菌感染时可选用外用抗细菌制剂，如广谱抗菌剂三氯生（二氯苯氧氯酚）、苯扎氯铵；或根据病原菌选用相应外用和系统抗生素治疗。

05 尿布皮炎可以预防吗？应如何预防？

尿布皮炎的预防应注意尿布要选用吸收性好，不易渗漏，质感柔软，透气，尺寸合适的；及时更换尿布，小婴儿2小时更换一次，较大婴儿可每4小时更换一次，每次排便排尿后均应更换尿布；每次排便后应用37℃左右温水清洗，并用毛巾拍干而非擦干；清洗后或更换尿布后，均应局部应用含氧化锌或者凡士林的护肤剂，使得皮肤形成一层脂质膜。

06 尿布皮炎患儿是否应避免使用尿布？

尿布皮炎的发病与尿布的使用有一定关系，患儿应避免使用刺激性强的、透气性差的尿布，可以选用透气性好，吸收能力强且柔软的尿布。注意保持尿布区干燥,温度勿过高即可。

07 尿布皮炎不经治疗能自愈吗?

人体皮肤有一定的自愈及修复能力,轻度尿布皮炎患儿保持患处干燥、清洁,自愈的可能性较大。但中重度患儿以及感染患儿理应及时就医,避免疾病发展。

08 尿布皮炎能通过搽抹"痱子粉"治疗吗?

婴儿皮肤娇嫩,尤其生殖器黏膜处,易发生过敏,且粉剂吸水后容易硬结,不但无法保持局部干燥,还会刺激宝宝皮肤。所以不建议家长随意给患儿搽抹"痱子粉"。

(周婉婷)

第六节 脂溢性皮炎

01 什么是脂溢性皮炎?

脂溢性皮炎(seborrheic dermatitis,SD),又称脂溢性湿疹,是发生在头皮、面颈部和胸背部等皮脂腺丰富部位的一种炎症性皮肤病,皮肤表现为暗红色或者黄红色斑,被覆油腻性鳞屑或者痂皮,可出现渗出,常伴有瘙痒。

02 为什么会患脂溢性皮炎?

脂溢性皮炎病机尚未明确,是由多方面因素综合作用引起的皮肤继发性炎症。多认为与内分泌紊乱有关。此外,也与消化功能失调、精神紧张或过分劳累、马拉色菌感染、皮脂溢出、免疫因素、微量元素、皮肤清洁与护理不当等几个方面相关。

03 脂溢性皮炎有哪些症状呢?

该病常分布于皮脂溢出部位如头皮、面部及腋窝、腹股沟、前胸、脐部等处。严重时可泛发全身。典型皮损因部位而异:

(1) **头部损害**

① **鳞屑型**:初起为小片状灰白色糠秕状鳞屑,逐渐蔓延整个头皮,形成一层层油腻性鳞屑,其下皮肤有淡红色斑疹或针头大小暗红色以毛囊口为中心的丘疹(图 2-6-1)。

② **结痂型**:头皮上粘着油腻性黄色结痂,伴有渗液,甚至伴有臭味(图 2-6-2)。此型在婴儿中最常见。

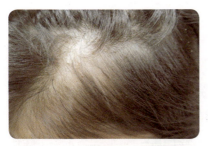
▲图 2-6-1 脂溢性皮炎(鳞屑型)

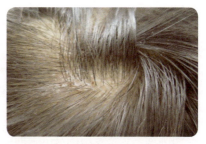
▲图 2-6-2 脂溢性皮炎(结痂型)

(2) **面部损害**:主要在额部或眉部,多为头皮皮损蔓延而来,因此多为灰白色痂或黄痂;鼻翼处可堆积呈厚痂,基底稍红。

(3) **耳部损害**:可累及耳廓、外耳道、耳后皱襞,多为红斑、糜烂;严重者覆以黄色厚痂、皲裂。

(4) **躯干部损害**:躯干部皮损为圆形、椭圆形或不规则的黄红色或淡红色油腻性斑片,覆以糠秕状鳞屑或油腻性痂,境界清楚,可散在,可融合。

(5) **皱襞处损害**:如乳房下、腋窝、腹股沟等处,多为黄红色斑片,常糜烂,有时边缘呈环形。

(6) **婴儿脂溢性皮炎**:常发生在出生后第一个月,头皮局部或全

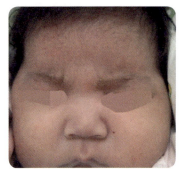

▲ 图2-6-3　婴儿脂溢性皮炎

部布满厚薄不等的油腻性灰黄色或黄褐色的痂皮或鳞屑，常累及眉区、鼻唇沟、耳后，呈比较细碎的、灰白色鳞屑斑（图2-6-3）。微痒，多在3～4个月痊愈，无全身症状。少数可并发特应性皮炎或继发细菌或真菌感染。

04 脂溢性皮炎有哪些治疗方法呢？

对于脂溢性皮炎的治疗也多种多样，一般治疗时应生活规律、调节饮食，限制多脂多糖饮食，忌饮酒和辛辣刺激性食物。少用清洁力过强的肥皂，温水洗澡，另外避免机械性刺激如搔抓等；同时要适当增加运动量，调整心态，保持精神舒畅，睡眠规律等。

（1）**外用药治疗**：以去脂、杀菌、止痒为主，注意不同部位选用不同制剂。头皮选用洗发水制剂，如2%酮康唑洗剂或1%联苯苄唑香波等，每周3次，4周为1个疗程；其他无毛发部位可选用糖皮质激素霜剂或膏剂、曲安奈德益康唑软膏等；渗出糜烂时可选用氧化锌糊剂。

（2）**口服药治疗**：①西药制剂：通常选用B族维生素、止痒镇静剂等；炎症较重时口服红霉素或四环素，可短期给予雷公藤或小剂量泼尼松。②中药制剂：该病为中医治疗的优势病种，本病的发生多以湿热浸淫为主，可根据患者具体情况选择黄芩、黄连、金银花、连翘等清利湿热药物口服，并可采用凌霄花、玫瑰花等引经药使药力直达病所。此外还可调整患者大便不调、睡眠不佳、情绪不畅等伴随症状。

（3）**物理治疗**：有学者研究，皮肤经强脉冲光照射后，使真皮中的Ⅰ、Ⅲ型胶原增加，表皮增厚，真皮炎症细胞浸润减少，可促进组织的自我防御功能，从而起到间接的抑菌作用。窄谱中波紫外线照射治疗脂溢性皮炎效果明显。但长期光疗易使皮肤变黑，影响美观。

05 如何预防脂溢性皮炎复发？生活上有哪些注意事项？饮食上如何注意？

（1）注意生活规律，睡眠充足。

（2）少用热水肥皂洗头；忌用热水烫洗和刺激强的外用药。

（3）过度搔抓可加重本病，故应避免各种机械性刺激，如篦头发等。

（4）饮食护理：宜食入富含维生素 A、维生素 B2、维生素 B6、维生素 E 的食物：动物肝、胡萝卜、南瓜、土豆、卷心菜、芝麻油、菜籽油等。忌食辛辣刺激性食物：辣椒、胡椒面、芥末、生葱、生蒜、白酒等。忌食油腻食物，还要注意少吃甜食和咸食，以利于皮肤的康复。

06 脂溢性皮炎传染吗？

脂溢性皮炎不会传染，与脂溢性皮炎患者日常接触等均不会造成传染。

07 脂溢性皮炎能"去根"吗？

如同感冒会时常复发一样，脂溢性皮炎也有复发的可能，所以要注意日常饮食作息习惯，生活规律，避免机械刺激等，来减少脂溢性皮炎复发。

08 脂溢性皮炎患者是否应加强患处清洗来"控油"？

脂溢性皮炎治疗确实应"去脂"，不过此处的"去脂"指的是控制皮脂腺的分泌，而非用清洗的方法来去除患处表面的油脂。患者应忌用清洁力过强的产品清洗患处，避免进一步破坏皮肤 pH，加重皮炎。

（周婉婷）

第七节 间擦疹

01 什么是间擦疹？

间擦疹又称摩擦红斑、擦烂、擦烂红斑，是指皮肤褶皱部位由于温暖、潮湿、摩擦等刺激而发生的表浅的炎症，常表现为湿润的红斑、糜烂，天气炎热、汗液增多时患病，肥胖褶皱部位不易痊愈。

02 间擦疹是怎么引起的？

间擦疹主要是皮肤皱襞处由于皮肤密切接触，局部湿热散发不畅，汗液潴留，导致浸渍，加之活动时皮肤不断摩擦刺激而引起的急性炎症。常继发细菌或白色念珠菌感染。

03 间擦疹有什么临床表现？

(1) **好发人群**：肥胖者和婴幼儿。

(2) **好发季节**：多在夏季高温、高湿天气发生。

(3) **好发部位**：容易摩擦、潮湿的褶皱部位，如颈部、腋下、乳房下、脐周、腹股沟、关节屈侧、肛周部位、指（趾）和缝等处。

(4) **典型损害**：损害初期多为境界较清楚的局限性的鲜红或暗红斑，逐渐加重出现丘疹、丘疱疹、丘脓疱疹、浸渍、糜烂、渗出，甚至浅溃疡（图 2-7-1）。

(5) **自觉症状**：瘙痒、灼热或疼痛感。

第二章 过敏性皮肤病与过敏原的检测

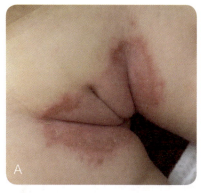 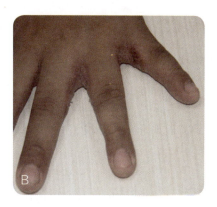

▲ 图 2-7-1 间擦疹

04 间擦疹会传染吗？

间擦疹无传染性，主要是由于温暖、潮湿、摩擦等刺激而发生的表浅炎症。

05 间擦疹需要怎么治疗？

（1）勤洗澡，避免肥皂和热水的刺激，保持皱褶部位清洁、干燥。

（2）早期红斑阶段多用粉剂或炉甘石洗剂，如已发生糜烂或渗出，可选用氧化锌糊剂或溶液湿敷。

（3）如继发感染，伴有真菌感染时外用抗真菌制剂，伴有细菌感染时外用抗生素制剂。

06 日常生活有哪些注意事项？

平常生活中要多注意预防，防重于治，经常洗澡，保持皮肤干爽，保持颈部、腋窝等处皮肤透气干燥，尤其是皱褶部位，选择纯棉、透气性好的衣服。

（董萌萌）

第八节 摩擦性苔藓样疹

01 什么是摩擦性苔藓样疹？

摩擦性苔藓样疹又名青少年丘疹性皮炎。是一种常见于学龄前期儿童，好发于手臂、前臂及肘膝部的丘疹性皮炎。

02 摩擦性苔藓样疹是怎么引起的？

摩擦性苔藓样疹病因不明，主要认为与非特异性机械性刺激有关，如玩弄泥沙、受毛毯摩擦或与冷水接触刺激等。也有人认为与日晒、病毒感染有关。

03 摩擦性苔藓样疹有什么临床表现？

摩擦性苔藓样疹好发于 2～12 岁儿童，男孩多见，夏秋季发病，好发于手背、前臂、指节、肘膝等易受摩擦部位，偶尔累及腕、足和躯干。皮损为多角形或圆形小丘疹，正常皮色或淡红色，直径 1～3mm，平顶或圆顶，表面覆有细微糠秕状鳞屑，可呈苔藓样。一般无自觉症状，也可轻度瘙痒。本病具有自限性。

04 摩擦性苔藓样疹会传染吗？

摩擦性苔藓样疹是一种刺激反应，或免疫反应引发的红疹，主要与接触沙土等有关，皮疹处并无细菌、真菌、病毒等微生物，因此，无传染性。

05 摩擦性苔藓样疹如何治疗？

摩擦性苔藓样疹应避免刺激、减少摩擦，如玩沙土或冷水等。治疗以外用药为主，可用糖皮质激素或焦油类制剂。瘙痒严重时可口服抗组胺药物。

06 摩擦性苔藓样疹持续多久才能痊愈?

摩擦性苔藓样疹病程比较长,治疗需要有一定的耐心,一般1~3个月才能好转,坚持到正规医院就诊,坚持用药。

07 摩擦性苔藓样疹会复发吗?

本病虽然具有自限性,可以自愈,但若暴露于原刺激后可以复发。

08 摩擦性苔藓样疹怎么预防?日常要注意什么?

家长尽量教育孩子注意卫生,避免接触沙土、冷水、毛绒玩具等物品,减少摩擦,少用香皂等刺激性物品,多用保湿剂,而饮食上正常饮食即可。

(董萌萌)

第九节 荨麻疹

01 什么是荨麻疹?

荨麻疹(urticaria):俗称"起泛",是由于各种原因造成皮肤、黏膜小血管扩张及渗透性增加,出现局限性水肿反应的常见皮肤病变。荨麻疹临床表现为皮肤出现红色或苍白风团,时隐时现,此起彼伏,伴有瘙痒等。

02 荨麻疹是怎样发生的?

荨麻疹病因复杂,约3/4的患者找不到原因,尤其是慢性荨麻疹。病因分为外源性和内源性两类。外源性因素多为暂时性,包括药物、食物、食物添加剂、物理刺激、昆虫叮咬、吸入物、植入物及运动等。内源性因素多为持续性,包括感染、精神紧张及内分泌改变、内科疾病、遗传因素等。对于儿童患者,感染和食物过敏是常见病因,且多引起急性荨麻疹。

03 儿童荨麻疹的临床表现是什么?

荨麻疹常先出现皮肤瘙痒,随后出现风团,呈鲜红或苍白色、皮肤色(图2-9-1),少数病例出现水肿性红斑,出现在眼周,导致睁眼困难,发生在阴茎,可使阴茎、龟头水肿(图2-9-2)。风团的大小和形态不一,发作时间不定。风团持续数分钟或数小时,少数时间久,数天后消退,不留色沉。皮损反复发作,时起时落,以傍晚发作者多。部分患者可伴有消化道症状,如恶心、呕吐、腹痛等,有的伴有休克症状,如面色苍白、心率加快、脉搏细柔、血压下降、呼吸短促等。因急性感染等因素引起的荨麻疹可伴有高热、白细胞增高。

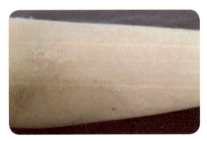
▲ 图2-9-1 荨麻疹

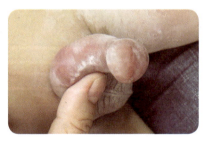
▲ 图2-9-2 荨麻疹(水肿性红斑)

04 荨麻疹如何治疗?

(1)**急性荨麻疹**:积极明确并祛除病因,非镇静作用的抗组胺药是治疗儿童荨麻疹的一线选择,糖皮质激素用于重症或出现急性喉头水肿的患者,肾上腺素用于急性荨麻疹伴休克或严重的荨麻疹伴血管性水肿。儿童急性荨麻疹的发生多与感染有关,因此在使用抗组胺药物的同时，需根据情况必要时增加抗感染药物的使用。

(2) 慢性荨麻疹

①病因治疗：应尽量寻找和去除病因，如不能除去则应尽量避免各种诱发加重因素，对于感染引起者应合理选择抗生素给予抗感染治疗。

②控制症状：药物选择应遵循安全、有效和规律使用的原则，以提高患者生活质量为目的。慢性荨麻疹首选第二代抗组胺药，治疗有效后逐渐减量,已达到有效控制风团发作为标准,疗程≥1个月，必要时可延长至3～6个月或更长时间（关于长期用药副作用的问题已在前文"湿疹"章节予以讲述。

05 小儿荨麻疹多久能好？

一般而论，急性荨麻疹诱因清楚，病程短，可数小时或数月后痊愈，预后良好；而慢性荨麻疹，病因复杂，常常找不到病因，因此病程长，中西药治疗可以控制病情，但容易反复发作。少数迁延10年之余。

06 荨麻疹怎么预防？日常要注意什么？

荨麻疹是一种过敏反应性皮肤病，因而应注意避免接触可诱发荨麻疹的各种因素，同时注意饮食调理，加强身体锻炼，调畅情志。饮食上，忌食过敏食物；慢性荨麻疹的发作和加重，与人的情绪或心理应激有一定的关系，精神上，尽量避免精神刺激和过度紧张，保持健康心态，提高身体抵抗力。

（董萌萌）

第十节　丘疹性荨麻疹

01 什么是丘疹性荨麻疹？为什么会患丘疹性荨麻疹？

丘疹性荨麻疹，也称虫咬皮炎，急性单纯性痒疹，多见于婴幼儿及儿童。大多数发病与昆虫叮咬有关，如蚊子、臭虫、蚤、虱、螨、蠓等叮咬后引起的过敏反应，叮咬后数分钟至数日，出现丘疹、水疱、大疱，局部肿胀，有时整只手、足肿胀。本病全年均可发病，但夏秋季多见。

02 丘疹性荨麻疹有什么特点？

皮疹常分批发生，以躯干、四肢伸侧多见，群集或散在。初起皮疹为淡红色丘疹，继而呈绿豆至蚕豆大小纺锤形风团样皮疹，顶端常有小水疱，有的还形成紧张性大疱（图2-10-1）。当蚊虫叮咬发生在手、足时，可引起手指、足趾，甚至整只手足肿胀疼痛。7～10d后消退，留下暂时性色素沉着。新旧皮疹常同时存在。瘙痒剧烈，一般无全身症状。

03 丘疹性荨麻疹如何治疗？

（1）减少搔抓，一般7～10d后可以自行消退。

（2）轻症者无须治疗或外用炉甘石洗剂即可，也可外用含薄荷或樟脑的药膏止痒。

（3）若皮疹较重或数量较多，可外用糖皮质激素乳膏（如糠酸莫米松、氢化可的松等），若有局部感染需外用抗生素药膏（如莫匹罗星、复方多黏菌素B及夫西地酸等）。

（4）对瘙痒明显、丘疹水疱严重者可口服抗组胺药，如氯雷他

第二章 过敏性皮肤病与过敏原的检测

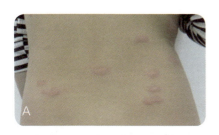
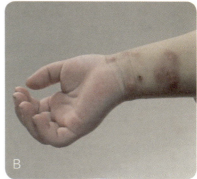
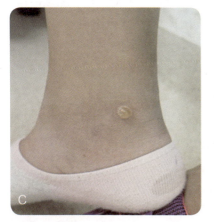
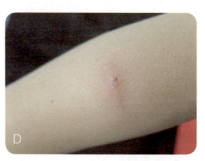

▲图 2-10-1 丘疹性荨麻疹

定及西替利嗪等。

04 丘疹性荨麻疹如何预防？

（1）注意个人卫生和环境卫生。注意清除居住环境及衣物上可能存在的致敏物，如螨虫、昆虫等小动物。需采用暴晒、高温烫洗、消毒等方式祛除诱发因素。

（2）物理隔离：当带孩子去草丛、树林或野外时，注意尽量穿长裤、长袖衣服，并扎紧裤口、袖口以起到物理保护的作用。

（3）驱蚊：如使用蚊香、花露水、驱蚊贴等。

（4）除螨：贴身衣物、被褥、凉席勤烫晒清洁。注意螨虫喜潮湿环境，在清洁凉席、被褥时，应先用开水烫，或者用毛巾包住电熨斗熨烫，再用水清洁，以达到杀灭螨虫的效果。

（5）消灭臭虫、跳蚤等，可在住所室内外喷洒杀虫剂，避免让儿童接触。如家长饲养猫、狗等宠物时，需要定期给动物洗澡、驱虫。

05 丘疹性荨麻疹不治疗会自愈吗？

减少搔抓，一般7～10d可以自行消退。轻者无须治疗，或外用炉甘石洗剂、薄荷、樟脑药膏止痒。重者需要及时就医治疗，预防感染，减轻痛痒，根据医嘱外用或口服药物。

06 为什么孩子反复发生丘疹性荨麻疹？

丘疹性荨麻疹反复发生，灭虫是关键。虫螨可存在于衣物、被褥、凉席、沙发等中，也常在孩子外出游玩时接触的草丛中，家长应注意寻找病原，从而避免发病。

（王冰洁）

第三章

红斑丘疹鳞屑性皮肤病

第一节 银屑病

01 银屑病究竟是什么病?

银屑病(psoriasis)是一种常见的皮肤病,典型皮损为鳞屑性红斑、斑块。祖国医学称银屑病为"白疕"。皮损初起为针尖大小红色丘疹,逐渐扩大为绿豆至扁豆大的丘疹或斑块,可融合成形态不同的斑片,皮疹边界清楚,表面覆盖多层银白色鳞屑,状如云母(图3-1-1),刮除层层鳞屑如轻刮蜡滴(蜡滴现象),鳞屑剥离后可见淡红色半透明薄膜(薄膜现象),剥去薄膜可见点状出血(筛状出血)。

02 为什么会患银屑病?是血液有问题吗?

银屑病是多因素导致的疾病,主要原因和诱因有以下几种:

(1)**感染因素**:感染是促发或加重银屑病的重要因素。咽部扁桃体链球菌感染会诱发银屑病,正在治疗好转的银屑病会因扁桃体链球菌再次感染而加重,出现病情波动,迁延不愈。

(2)**遗传因素**:据国内报道10%~23.8%的银屑病有家族史,

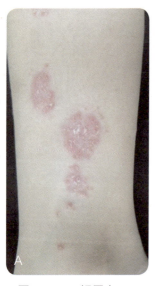 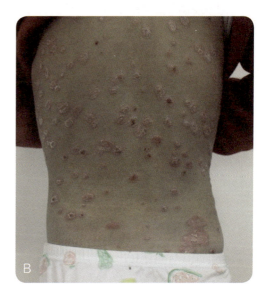

▲ 图 3-1-1　银屑病

国外文献报道为 10%～80%。父母一方有银屑病时，其子女银屑病的发病率为 16% 左右，父母均为银屑病患者时，其子女银屑病的发病率达 50%。

（3）**免疫因素**：近年来，多认为银屑病是一定遗传背景下，T 淋巴细胞介导的多种细胞因子异常引起的免疫性皮肤病，银屑病与免疫相关并不等同于银屑病患者体弱多病，更容易患感冒等疾病。

（4）**神经精神因素**：精神压力、过度紧张均可诱发或加重本病。对复发再次入院的 95 例银屑病患者进行复发相关因素的分析，结果发现有 23 例患者因短期精神刺激而发病，占总例数的 24.21%。有研究表明性格温和、生活节奏较轻松、无精神压力感是多数银屑病长期缓解患者的共同特征。

（5）**其他因素**：吸烟、酗酒、季节、环境因素等均为诱发银屑病的危险因素。吸烟和酗酒已被通过研究证实与银屑病相关。

（6）**中医学认识**：中医学认为本病主要是由于素体热盛，复因

第三章 红斑丘疹鳞屑性皮肤病

外感六淫，或过食辛发酒酪，或七情内伤等因素，使内外合邪，内不得疏泄，外不能透达，化火生热，热壅血络，拂郁肌肤而成。

03 银屑病传染吗？饮食有哪些禁忌吗？

银屑病无传染性，无论肢体接触还是共同进餐，与银屑病患者的所有接触都是安全的。

银屑病的病情或复发与饮食没有明确的关系，不需要特意强调"忌口"。如忌食"发物"鸡蛋、猪肉、牛羊肉等（忌食）。少数患者自己发现进食某些食物后银屑病会加重，或瘙痒更厉害，如果有这种现象，可以适当控制可疑的食物，必要时到医院咨询医生或做相应的检查。吸烟、饮酒对银屑病有明确的不良影响，要尽可能放弃这些嗜好。

04 银屑病能治好吗？能"去根"吗？

银屑病的治疗目前在世界范围内仍然有待于进一步的突破，从传统医学到现代医学都暂时没有所谓"除根"的办法。但银屑病的皮疹可以长时期消退，疾病可在长时期内缓解。

05 银屑病有哪些治疗方法？

（1）**去除病因**：因上呼吸道感染、扁桃体炎或咽炎诱发或加剧者，给予合适的抗生素。如与精神因素有关，治疗中可辅以心理疗法或镇静剂。如患者瘙痒重，可给予抗组胺药口服以止痒。

（2）**外用药治疗**：急性期一般宜用温和保护剂和糖皮质激素制剂，不宜使用刺激性强的药物，静止期和消退期可选用作用较强的药物，但宜从低浓度开始逐步增加。外用药包括维A酸、水杨酸、卡泊三醇、他卡西醇、他克莫司等。

（3）**内服西药治疗**：难治性寻常型银屑病患者和特殊类型的银

屑病必要时可选择系统使用维A酸、免疫抑制剂、雷公藤多甙、环孢素A类药物治疗，但应严格选择适应证。如红皮病型、脓疱型可酌情选用维A酸，关节病型可选用免疫抑制剂如甲氨蝶呤，脓疱型、关节病型可选用环孢素A。

(4) **物理治疗**：光疗（UVB）适用于静止期的寻常型银屑病。此外还有焦油浴、矿泉浴和药浴等沐浴疗法。

(5) **中医辨证治疗**：本病具体证型在中医学认识中存在不同观点，但大多数学者认为其可归纳为血热、血燥、血瘀、火毒炽盛等证型，其相应的治疗法则为清热解毒、凉血活血、养血解毒、滋阴润肤、活血解毒、养血润燥、清热泻火、凉血解毒等。常使用的药物包括大青叶、白花蛇舌草、蛇莓、黄芩、黄连、生地黄、知母、金银花、连翘、鸡血藤、当归等。此外，还应根据患儿具体病情，辅以健脾祛湿、通便助眠等治疗。

06 银屑病偏方有效吗？偏方可以应用吗？

我们在一些媒体或者大街小巷的贴纸小广告上看到过各类"偏方""祖传秘方"治疗银屑病的宣传，甚至夸下海口"包治除根"。这类广告主要是受到利益驱使，抓住了患者久病痛苦，有病乱投医的心理，提醒大家切莫上"偏方"的当，要到正规医院治疗，以免误用不当药品，损害肝肾功能，或者不恰当应用糖皮质激素口服、输液，停药后病情反跳，给后继的治疗带来障碍，借用当下时髦的一种说法——"不要迷恋偏方，偏方只是一个传说"。

07 银屑病会遗传给孩子吗？银屑病能结婚吗？

银屑病的患病率为1%～3%，如果父母一方患银屑病，其子女患病概率略升高。我国张学军教授等对1043例寻常型银屑病患者及其家族成员进行遗传流行病学调查，发现银屑病先证者的一、二级亲属发病率分别是 7.24％和 0.95％，高于一般人群的患病率。银屑病是多因素共同作用导致的疾病，除了遗传因素外，情绪因素、咽部扁桃体感染、应激、压力等在银屑病的发生中也起到一定作用。银屑病有遗传性，但不是一定会遗传给孩子，银屑病患者可以正常婚育。

08 银屑病患者需要切除扁桃体吗？

扁桃体感染肿大常常是儿童银屑病的诱发因素，使静止期的银屑病皮疹增多，病情反复加重。但是扁桃体是人体的防御屏障，如果扁桃体反复感染导致银屑病反复发作，病情较重建议可以切除扁桃体。

09 如何预防银屑病复发？生活上有哪些注意事项？

（1）由于银屑病是一种常见的红斑鳞屑性皮肤病，该病发病缓慢，具有复发倾向，严重影响了患者的身心健康。因此，对银屑病患者进行精神调理是十分重要的，治疗上不能操之过急，保持良好的心态，树立战胜疾病的信心，避免精神过度紧张和焦虑，保持良好的心理状态，有利于病情向良好的方向转归。

（2）生活要有规律，起居有常，不熬夜，多饮水。养成良好的饮食习惯，新鲜蔬菜、水果、瘦肉、蛋、奶、豆制品等，不宜饮酒、吸烟。

（3）增强体质，加强身体锻炼，在秋冬、冬春季节交替之时，特别注意预防感冒、咽炎和扁桃体炎。

（4）避免各种物理性、化学性物质和药物的刺激。在银屑病进展期，皮肤如果出现外伤愈合后，可能在伤口处出现新的皮疹，因此，银屑病患者要防止外伤（如搔抓、针刺、文身、昆虫叮咬、热水烫洗），也不要滥用药物。

（5）选择正规的治疗方案，急性发作期的皮损以安抚为主，不要用刺激性大、浓度高的外用药物，否则会使皮损面积扩大或转为脓疱型、红皮病型，使治疗更加困难。外用药物使用时，须从温和无刺激药物开始应用，浓度由低到高，不要长期大面积使用皮质类固醇激素类药膏，避免不良反应的发生。

（李　红）

第二节　副银屑病

01　副银屑病是什么病？

副银屑病是一种以红斑、丘疹、浸润为特征的慢性鳞屑性炎症性皮肤病，好发于青壮年，以男性多见。本病慢性发病，进展缓慢，一般无自觉症状或轻度瘙痒，不易治愈。

02　为什么会患副银屑病？

（1）西医观点：本病的病因及发病机制不明确，有学者认为发病可能与感染、免疫、精神、环境、遗传等多因素有关。也有学者认为儿童副银屑病多与感染相关，但有待进一步研究。

（2）中医观点：中医对本病病因的认识与银屑病相似，主因素体热盛，复因外感六淫，或过食肥甘厚腻，或七情内伤等因素，使内外合邪，内不得疏泄，外不能透达，化火生热，热壅血络，拂郁肌肤而成。

03　副银屑病有哪些临床表现？

副银屑病分为四型：点滴型、斑块型、痘疮样、苔藓样型。四型临床表现各异，儿童以点滴型副银屑病（图3-2-1）及痘疮样副银屑病（图3-2-2）多见，前者一般无自觉症状，皮疹表现为淡红色

第三章 红斑丘疹鳞屑性皮肤病

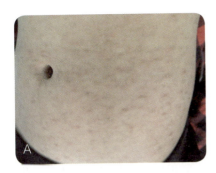

◀ 图 3-2-1 点滴型副银屑病

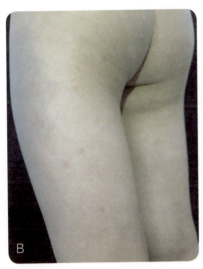

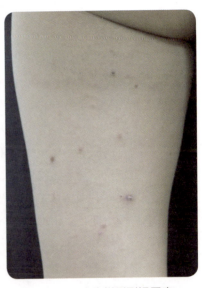

▲ 图 3-2-2 痘疮样型副银屑病

或红褐色针头至米粒大小的丘疹、斑丘疹,皮损上常覆少量细薄鳞屑。常可见到新旧皮损同时存在的多形性表现。本病经数月或1年可自愈,也有数年不愈者。痘疮样副银屑病一般急性起病,皮损初为针头至豌豆大小的淡红或红褐色丘疹,其上覆鳞屑,不久丘疹发生水疱、出血、坏死及结痂,愈后留有痘疮样瘢痕。重者可出现大量深在性溃疡,可伴有乏力、发热、关节痛及淋巴结肿大等症状,预后良好,无恶变倾向。

04 副银屑病与银屑病是一个病吗？

副银屑病与银屑病不是一种病，二者没有联系，不会相互转化，因副银屑病与银屑病临床表现相似，故称副银屑病或类银屑病。

05 副银屑病有哪些治疗方法？

目前本病尚无统一明确有效的治疗方法，但专家公认的治疗方法有光疗、外用药、中医中药疗法等。

（1）**311nm 光疗（UVB）**：是治疗副银屑病的有效方法，每周 1～2 次，每次光照数秒至数分钟，数次后病情会明显好转。

（2）**外用药**：此类治疗一般以控制疾病进展及改善症状为目的，常用的药物有润肤剂、糖皮质激素、角质促成剂等。

（3）**口服药**：重症患者可采取口服药物治疗，例如：免疫抑制剂、抗生素等。国内外专家有用红霉素口服治疗副银屑病成功的案例，但需口服药物周期长，定期复查肝肾功能。

（4）**中医中药**：儿童副银屑病多因肺胃积热，外受风热所致，治疗以清肺胃积热，疏风祛邪为要。因本病病程较长，用药不宜过于苦寒，以免损伤脾胃。

06 副银屑病饮食应注意什么？

本病理论上不需绝对忌口，饮食应均衡营养，以易消化为宜。部分患者出现轻度瘙痒，尽量少进食腥发之品。如并发上呼吸道感染，易少食生冷、辛辣刺激之品。

07 副银屑病生活起居上有何注意事项？

（1）副银屑病是一种慢性炎症性皮肤病，病程较长，易复发，给患者及家属带来极大困扰，因此精神调养对本病治疗十分重要,患者应避免精神紧张,过分焦虑,保持良好心态,树立战胜疾病的信心。

(2)养成良好的生活习惯,规律作息,不熬夜。保持饮食营养均衡,不偏食,减少进食辛辣刺激、肥甘厚腻之品。

(3)加强体育锻炼,增强体质,减少上呼吸道感染。

(4)患病后去正规医院就诊,不偏信偏方、广告,不私自用药,以免贻误病情。

(刘伟伟)

第三节 白色糠疹

01 白色糠疹究竟是什么病?

白色糠疹好发于儿童面部,亦可发于上臂、颈和肩部等处。皮损多为圆形或椭圆形色素减退性斑片,大小不等,边界略清楚,上覆少量细小糠秕状屑(图3-3-1)。

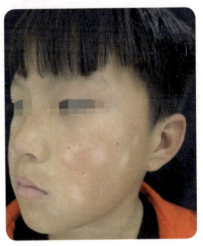

▲图3-3-1 白色糠疹

02 为什么会患白色糠疹?

白色糠疹确切病因尚未明确,可能的致病原因有环境因素:温度、空气的湿度引起皮肤干燥。另外有学者研究发现该类患儿存在血锌、钙、维生素等营养元素缺乏,日晒等亦是可能的诱发因素。

03 白色糠疹如何治疗？

白色糠疹是一种慢性、良性的炎症性皮肤病。治疗上以对症治疗为主，包括：加强润肤，局部外用保湿剂；注意防晒，戴遮阳帽、抹防晒霜；注意纠正厌食、挑食的不良生活习惯。

关于营养元素补充，可予患儿检测血微量元素后，对相应缺乏的营养元素按需补充即可。本病病程可达数月甚至数年，家长无须过度治疗。

04 白色糠疹如何预防？生活中应该注意什么？

（1）合理饮食，注意维生素的摄入，制定科学的膳食食谱，保持营养全面均衡供应对少儿尤为重要。

（2）做好皮肤护理，多用保湿润肤霜。

（3）避免风吹日晒，尤其注意防晒，外出游玩时戴遮阳帽，涂防晒霜，避免长时间日光直射。

05 孩子脸上的白色糠疹会发展成白癜风吗？

白色糠疹与白癜风不是同一种疾病，也不会变成白癜风。临床上皮损常比白癜风的白斑略黑一些。皮损边缘边界不清，且常有些细碎的鳞屑附着在白斑上，白斑面积通常不会短时间内增大，这些可协助与白癜风区别，白癜风为瓷白色，皮损边缘较清晰。

06 白色糠疹如果不治疗会有什么后果？为什么白斑一直不消退？

白色糠疹预后良好，常常会在数月至1年左右自行消退，这是一种慢性、良性皮肤疾病，病程较长，无须过度治疗。

07 白色糠疹与肠道寄生虫有关吗？

本病传统医学称为"虫斑"。被认为与肠寄生虫感染有关。

但临床给予患者驱虫治疗后症状并未得到改善;而且并未发现孩子粪便中虫卵的检出率与发病有相关性。

(王冰洁)

第四节 玫瑰糠疹

01 你知道玫瑰糠疹吗?

玫瑰糠疹(pityriasis rosea)是一种红斑丘疹鳞屑性、炎症性皮肤病。皮损以糠秕状鳞屑的玫瑰色斑丘疹为特征(图3-4-1,图3-4-2),青少年及青年人多发。

02 为什么会患玫瑰糠疹?

病因不明。目前有感染、药物因素、自身免疫、遗传过敏等各种假说,其中以病毒感染可能性最大,这也是为什么大多数玫瑰糠疹患儿是在感冒、发热、咽痛等病史后出现的原因。

03 患了玫瑰糠疹会有什么表现?

本病春秋多发。约5%的患者有前驱症状,包括全身不适、轻度发热、头痛、咽喉痛、关节痛、胃肠不适和浅表淋巴结肿大等。初起皮损为孤立的玫瑰色淡红丘疹或斑疹,椭圆形或环状损害,直径可迅速扩大至2~3cm,境界清楚,上覆细小鳞屑,称

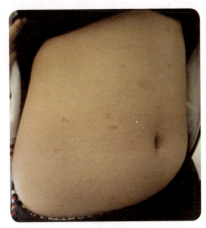

▲图3-4-1 玫瑰糠疹(示母斑)

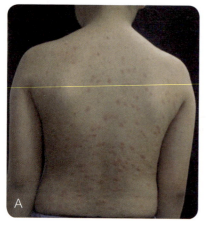 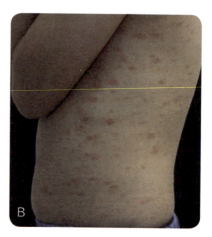

▲ 图 3-4-2　玫瑰糠疹

为前驱斑或母斑（图 3-4-1），常发生于躯干、颈部和四肢近端。在母斑出现 1～2 周内，在躯干、颈部及四肢近侧端相继出现红色斑疹、斑丘疹，成群而散在分布，较母斑小，称为继发斑或子斑。子斑的特征为直径 0.2～1cm，常呈椭圆形，边缘衣领圈状、游离缘向内的细薄鳞屑，长轴与皮纹平行（图 3-4-2）。本病常伴不同程度的瘙痒。

04　玫瑰糠疹可用哪些治疗方法？

因本病能自愈，故治疗的目的是减轻症状，缩短病程，消除患者的顾虑。

（1）口服药治疗：①抗组胺药物、维生素 C、维生素 B12、葡萄糖酸钙及硫代硫酸钠等均可应用。②本病一般不需要口服糖皮质激素，对于严重全身泛发性病例可短期使用此类药。③根据患者的发病特点，如发病前有咽痛、感冒、上感等病史，考虑到病毒在玫瑰糠疹发病中的作用，可应用抗病毒药物或者抗生素等积极对因治疗。吗啉胍、利巴韦林及板蓝根冲剂等酌情应用。

（2）外用药治疗：根据皮损的变化可选用炉甘石洗剂或糖皮质激素洗剂、霜剂、喷雾剂，可迅速减轻症状。对皮肤干燥者可外用润肤剂。

（3）物理治疗：对于皮疹面积较大、分布广泛的患者，窄谱紫外线 UVB 照射治疗有效。

（4）中医辨证治疗：中医称玫瑰糠疹为"风热疮"，认为此病多因内有血热，外感风邪或风热所致。大致可分为血热风燥、血虚风燥证，治宜清热凉血、祛风止痒及润燥养血、消风止痒，多采用板蓝根、生地黄、赤芍、荆芥、防风、当归、白蒺藜等药物治疗。

05 患了玫瑰糠疹需要忌口吗？

少吃海鲜、牛羊肉及辛辣的刺激性食物，饮食最好以清淡为主。

06 玫瑰糠疹传染吗？

虽然玫瑰糠疹大多是由病毒感染引起的，但在发病时，一般病毒感染早已痊愈了。其本质上是过敏，不具有传染性。因此，患者身边的人不要担心被传染。

07 玫瑰糠疹能自愈吗？病程多久？会复发吗？

本病具有自愈性，病程一般为 3～8 周。本病一次发病后，一般多不再发病，但也有约 3% 或更多患者愈后可复发。

08 玫瑰糠疹患儿生活上有哪些注意事项？

（1）注意皮肤清洁卫生，忌用热水烫洗，避免剧烈搔抓。

（2）多饮水，保持大便通畅。

（3）注意休息，清淡饮食，避免饮酒及辛辣刺激性食物，如海鱼、虾、蟹、辣椒、生葱蒜姜、芥末等。

（4）局部以安抚止痒为主，不能使用刺激性较强的药物，如强效激素软膏、花椒水、咸盐水等。

（嬴　双）

第五节　线状苔藓

01　什么是线状苔藓？

线状苔藓又称线状苔藓样皮病和 Blaschko 线状获得性炎症性皮肤疹。本病是一种多见于儿童的自限性线状炎症性皮肤病。损害由苔藓样小丘疹组成，呈线条状排列。起病突然，多在数年内自愈。

02　为什么会患线状苔藓？

本病病因尚不明确。

（1）损害常沿着 Blaschko 线或肢体的神经和血管分布，但也不能完全用胚胎学、神经学和血管的假说来解释。

（2）本病多见于儿童，同胞兄妹中可同患本病，多数患者有特应性体质，在春夏两季易发生本病，也有流行性暴发的报道，病程有自限性。这些特点提示本病与病毒感染、遗传和环境等因素有关。

（3）本病皮损处浸润的炎细胞是 CD8+T 淋巴细胞和朗格汉斯细胞，提示发病与细胞介导的免疫反应有关。

03　线状苔藓有哪些临床表现？

多见于 5～15 岁的儿童青少年，女性多于男性。损害开始为散在的小丘疹，呈圆形或多角形，稍隆起，粉红色或皮肤色，有光泽，伴有少量细薄鳞屑。后迅速增多，群集、互相融合，呈连续或断续的线状排列（图 3-5-1）。本病发疹突然，进展迅速，多数在几天或几周内可达最高峰。若损害延伸至指（趾），则可造成指（趾）甲损害，偶见线状苔藓仅限于指（趾）甲。少数可见在红斑的基础上出现线条状分布的群集性扁平丘疹。约1/3的病例可合并有轻度特应性皮炎的症状。

损害通常表现为单侧性发疹，偶见双侧者。线状排列的皮损多仅有一条，多条损害互相平行排列较罕见。皮损沿着Blaschko线累及一个上肢或下肢或颈部的一侧，或环绕躯干或由躯干延伸至一个肢体分

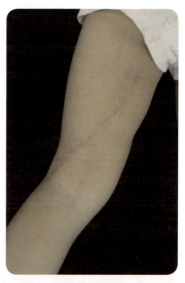

▲ 图3-5-1　线状苔藓

布，约10%的病例有面部损害。线状损害长短不等，仅有几厘米或沿整个肢体长达数十厘米。分布在脊柱部位的损害常呈"V"字形，而躯干侧面或前侧呈"S"形线状排列。本病多无自觉症状，偶有瘙痒。

04　患了线状苔藓应该积极治疗吗？有哪些治疗方法？

（1）因为本病的病因不是很明确，具有自愈性，因此治疗还没有疗效确切的方法。对无明显的自觉症状者，一般可不给予治疗。通常可以采用润肤的方法，减轻搔抓欲望；部分患者的皮损可以缓慢地自行消退。

（2）顽固者或皮损显著者可局部外用糖皮质激素或维A酸软膏可加速皮损消退。但是停药后皮疹会复发，因此需要有耐心。

（3）糖皮质激素封包治疗甲损害有效，口服维生素B2也有一定疗效。

05 线状苔藓能不能彻底治愈？会不会复发？

线状苔藓是一种常见的儿童自限性线状炎症性皮肤病。病程长短不定，持续时间为4周至3年，通常在1年内消失。愈后皮肤恢复正常或遗留暂时性色素减退或色素沉着斑。甲损害通常在1年内自愈。个别病例可复发。

06 线状苔藓会不会传染？

线状苔藓是慢性炎症性皮肤病，皮损表面无致病性微生物不具有传染性。

07 患儿生活上有哪些注意事项？

因本病有自限性，不要做过于强烈的治疗，以防形成瘢痕。必要时外用10%尿素软膏，也可以用氢化可的松霜，效果好。可以正常洗浴，不用忌口。

（嬴 双）

第四章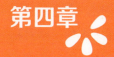

发疹性疾病

第一节 水 痘

01 水痘是一种什么病?

水痘是由水痘-带状疱疹病毒引起的原发感染,是以全身出疱疹为特征的急性传染性皮肤病。多见于儿童,具有高度的传染性,易造成小区域的流行,愈后可获终身免疫。

02 为什么会患水痘?几岁的孩子最易患水痘?

本病是由感染水痘-带状疱疹病毒所致。人类是该病毒唯一宿主,患者为唯一传染源,传染期一般从皮疹出现前1~2d到疱疹完全结痂为止。传播途径主要是呼吸道飞沫或直接接触传染。任何年龄人群均可感染水痘-带状疱疹病毒,以婴幼儿和学龄前、学龄期儿童发病较多,6个月以下的婴儿较少见。

03 患了水痘会出现哪些症状?

水痘的潜伏期为12~21d,平均14d。前驱期为1~2d,此时无症状或症状轻微,如低热或中度发热、头痛、肌痛、关节痛、全身不适、食欲不振、咳嗽等,之后迅速进入发疹期。水痘的发疹期为1~6d,初为红色斑疹、丘疹,经数小时发展成水疱,常对称分布。疱液初透明,数小时后变浑浊,如继发细菌感染则成脓疱。出疹1~2d后,疱疹从中央开始干燥结痂,周围红晕消失,再经几日痂皮脱落,一般不留痕迹;继发感染者可能留下轻微凹陷性瘢痕。发疹2~3d后,同一部位可见斑疹、丘疹、水疱、结痂同时存在,为"四世同堂"表现(图4-1-1)。部分患者伴有瘙痒。

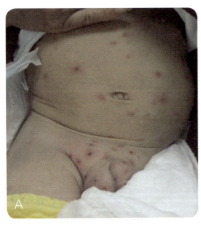
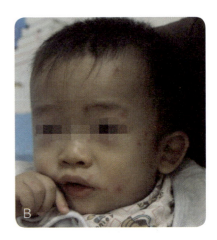

▲ 图4-1-1 水痘

04 同样是患了水痘,为什么病情有轻有重?

根据患者的临床特点,水痘可分为普通型和进行性播散型。

(1)**普通型水痘**:该型占水痘患者的绝大多数,全身症状相对较轻微,10d左右自愈,预后良好。

(2)**进行性播散型水痘**:该型见于各种原因导致抵抗力下降,例如,白血病、淋巴瘤等恶性肿瘤,或长期应用各种免疫抑制剂、肾上腺皮质激素患者。此类患者发病后病情严重,表现为病毒血症持续时间较长,有高热及全身中毒症状,全身皮疹多而密集,且新的皮疹不断出现。此型水痘患者的病死率约为7%，预后较差。

05 水痘的并发症有哪些？最常见的是什么？

水痘的并发症主要包括皮肤水疱继发感染、肺炎、脑炎和心肌炎，其中皮肤水疱继发感染是儿童水痘常见并发症，可引起皮肤化脓感染、蜂窝织炎、丹毒、外科型猩红热、败血症等。

06 水痘有哪些治疗方法？

（1）抗病毒治疗：对于皮疹面积较大、病情较重或伴有并发症者，可早期使用阿昔洛韦、伐昔洛韦、更昔洛韦等药物，疗程5～7d，重症者可延长至10～14d。亦可使用干扰素肌内注射，有较好疗效。

（2）局部治疗：可外涂抗病毒药膏或其他抗生素软膏预防继发感染。

（3）防治并发症：皮肤感染加用抗菌药物。因脑炎出现脑水肿应脱水治疗。糖皮质激素对水痘病情有影响，一般不宜使用；但病程后期水痘已结痂，且并发重症肺炎或者脑炎，中毒症状重，病情危重者可酌情使用，并给予支持治疗。重症水痘可给予静脉注射丙种球蛋白。皮肤瘙痒者外用止痒药物。

07 如何预防水痘发病？生活上有哪些注意事项？

（1）本病流行期间，少去公共场所。

（2）控制传染源，隔离水痘患儿至疱疹结痂为止。学校、托幼机构中已接触水痘的易感儿，应密切观察，出现症状及时就诊。

（3）已被患儿污染的被服及用具，应采用暴晒、煮沸、紫外线灯照射等措施进行消毒。

（4）对使用大剂量肾上腺皮质激素、免疫抑制剂患儿，以及免疫功能受损、恶性肿瘤患儿，在接触水痘患者72h内可肌内注射水痘-

带状疱疹免疫球蛋白，以预防感染本病。

08 如果孩子患了水痘，家庭护理要点有哪些？

（1）对接触水痘疱液的衣服、被褥、毛巾、敷料、玩具、餐具等，根据情况分别采取洗、晒、烫、煮、烧消毒，且不与健康人共用。

（2）同时还要勤换衣被，保持皮肤清洁。

（3）定时开窗，空气流通也有杀灭空气中病毒的作用，但房间通风时要注意防止患者受凉。房间尽可能让阳光照射，打开玻璃窗。

（4）注意病情变化，如发现出疹后持续高热不退、咳喘、呕吐、头痛、烦躁不安或嗜睡、惊厥时应及时送医院就医。

09 水痘患儿的饮食方面要注意什么？

宜食易消化及营养丰富的流质及半流质饮食。宜饮绿豆汤、银花露、小麦汤、粥、面片、龙须鸡蛋面等，多食新鲜的水果和蔬菜，以补充体内的维生素，多饮开水。

应避免食用鱼虾蟹等荤腥发物，韭菜、大蒜、辛香料等辛辣之物及油腻之品。

10 如患儿有发热情形该怎么处理？

如有发热情形，需根据具体情况采取相应处理措施。体温低于38.5℃者可使用冰枕、毛巾、多喝水等物理方法退热；体温大于38.5℃时需口服美林等退热药。此外，要让患儿注意休息，吃富有营养易消化的饮食，要多喝温开水和果汁水。

11 水痘患儿自觉瘙痒，总想抓挠怎么办？

若患儿瘙痒剧烈，应外用炉甘石等以对症止痒。特别是注意不要让患儿抓破面部的痘疹，以免疱疹被抓破引起化脓感染，

第四章　发疹性疾病

若病变损伤较深，有可能留下瘢痕。为了防止这一情况发生，要把孩子的指甲剪短，保持手的清洁。

12 水痘愈后遗留的瘢痕能否祛除？

到目前为止，将瘢痕完全祛除较为困难，瘢痕深在孤立存在的可以切除。多数瘢痕可以通过二氧化碳激光铒激光在一定程度上修复改善。

（李　悦）

第二节　麻　疹

01 麻疹究竟是什么病？

麻疹是儿童最常见的急性呼吸道传染病之一，其传染性很强，在人口密集而未普种疫苗的地区易发生流行。患儿的表现有发热、上呼吸道炎症、眼结膜炎及皮肤出现红色斑丘疹和颊黏膜上有麻疹黏膜斑，疹退后遗留色素沉着伴糠麸样脱屑。

02 为什么会患麻疹？是被别的孩子传染的吗？

本病由感染麻疹病毒所致。在前驱期和出疹期，均可在患者的鼻分泌物、血液和尿液中分离到麻疹病毒。本病易在人多密集场所传染流行，如商场、学校等。

03 已经患过麻疹的儿童再次接触麻疹病毒，是否还会发病？

麻疹是终身免疫的，一般得过一次不会再得第二次。但也要注意做好防护，尽量避免去麻疹流行区域。

儿童常见皮肤病

04 麻疹病毒可受哪些理化因素影响？

麻疹病毒抵抗力不强，对干燥、日光、高温均敏感，紫外线、过氧乙酸、甲醛、乳酸和乙醚等对麻疹病毒均有杀灭作用，但麻疹病毒在低温中能长期存活。

05 麻疹发病经历哪些过程？孩子会出现什么症状？

（1）**典型麻疹**：可分为潜伏期、前驱期、出疹期、恢复期共四期。

①**潜伏期**，约10～14d。曾经接触过麻疹患儿或在潜伏期接受被动免疫者，可延至3～4周。在潜伏期内可有轻度体温上升。

②**前驱期**，也称发疹前期，一般为2～4d。表现类似上呼吸道感染症状：发热、咳嗽、流涕、流泪、咽部充血等；麻疹患儿眼症状突出，可见结膜发炎、眼睑水肿、眼泪增多、畏光、下眼睑边缘有一条明显充血横线（Stimson线）；在发疹前24～48h出现麻疹黏膜斑，表现为两颊黏膜及下唇黏膜处直径0.5～1.0mm大小的白色斑点，周围有红晕，1～2d内迅速增多，可融合成片。

③**出疹期**，持续3～5d，一般为发病后4～5d，当卡他症状和全身中毒症状达高峰时出现皮疹，最初于耳后、发际，渐次自面部、颈、躯干及四肢从上往下蔓延，最后可达掌跖，2～3d遍及全身。皮疹初为淡红色斑丘疹，稀疏散在，直径2～5cm不等，随皮疹增多，颜色加深，且互相融合成不规则片状，但疹间仍有正常皮肤。皮疹增多时全身中毒症状加重，体温可达40℃以上。病程中也可出现腹痛、腹泻、呕吐、淋巴结及肝脾大等。

④**恢复期**，出疹3～5d后皮疹开始消退，消退顺序与出疹时相同；在无合并症发生的情况下，食欲、精神等其他症状也随之好转，体温减退，皮肤颜色发暗。疹退后，皮肤留有糠麸状脱屑及棕色色

素沉着，7～10d痊愈。

（2）**不典型麻疹**：由于感染者的年龄不同、机体的免疫状态各异，病毒毒力的强弱不一、侵入人体数量的不同以及麻疹疫苗的应用，临床上麻疹的症状变得不十分典型，包括轻型、重型、无皮疹型、出血型和成人型等不典型麻疹。

06 麻疹常见的并发症有哪些？

包括肺炎、喉炎、脑炎、心肌炎、亚急性硬化性全脑炎等，其中肺炎最常见，也是麻疹死亡的主要原因。

07 麻疹有哪些治疗方法？

（1）**一般治疗**：卧床休息，房内保持适当的温度和湿度，经常通风，保持空气新鲜，有畏光症状时房内光线要柔和。多饮水，给予易消化营养丰富的食物。

（2）**对症治疗**：发热时宜用物理降温，高热时可用小剂量退热剂；烦躁时可适当给予苯巴比妥等镇静剂；剧咳时用镇咳祛痰剂；继发细菌感染可给抗生素。

（3）**并发症治疗**

①**肺炎**：轻者对症支持治疗，疑有细菌感染者可选用抗生素，重者可短期使用糖皮质激素并辅以必要的支持疗法。

②**喉炎**：镇静、吸氧、雾化等，宜选用1～2种敏感抗生素，严重者应用糖皮质激素，喉梗阻进展迅速者应考虑气管切开。

08 如何预防麻疹发病？生活上有哪些注意事项？

（1）按计划接种麻疹减毒活疫苗。接触麻疹5d内，注射麻疹免疫球蛋白或胎盘球蛋白预防麻疹发病或减轻症状。

（2）麻疹流行期间，勿带小儿去公共场所和流行地域，减少感染机会。

（3）麻疹患儿，隔离至出疹后 5d，合并肺炎者延长隔离至出疹后 10d。对密切接触的易感儿宜隔离观察 14d。

09 如何接种麻疹疫苗？

一般的麻疹疫苗接种初免疫年龄为 8 月龄，再免疫年龄为 7 周岁。也可 8 月龄初免，1.5～2 岁再一针以减少初免失败的易感者。麻疹疫苗接种后所产生的免疫力持续 4～6 年，因此，接种麻疹疫苗 4 年后还应加强接种一次。

10 如果孩子患了麻疹，家庭护理要点有哪些？

（1）注意开窗通气，保持卧室空气流通，温度、湿度适宜，避免直接吹风受寒和过强阳光刺激。

（2）注意为患儿补充水分，饮食应清淡、易消化，出疹期忌油腻辛辣之品，恢复期根据食欲逐渐增加营养丰富的食物。

（3）注意保持患儿眼睛、鼻腔、口腔、皮肤的清洁卫生。

（李 悦）

第三节 猩 红 热

01 猩红热是怎么引起的？为什么好发于儿童？能传染给成年人吗？

猩红热（scarlet fever）是 A 组 B 型溶血性链球菌引起的急性呼吸道传染病。其临床特征为发热、咽峡炎、全身弥漫性鲜红色皮疹和皮疹消退后明显脱屑。少数患者病后可出现变态反应性心、肾、关节损害。猩红热多发生于1～10岁儿童，其实人群对A组B型溶血性链球菌普遍易感，但一旦超过10岁，80%的人群就已经产生了抗体，因此，成人也可以感染猩红热，只是比率较低。

02　儿童感染猩红热后都有哪些症状及表现？

（1）**发热**：多为持续性，体温可达39℃左右，可伴有头痛、全身不适等全身中毒症状。

（2）**咽峡炎**：表现为咽痛、吞咽痛，局部充血并可有脓性分泌物，下颌下及颈淋巴结呈非化脓性炎症改变。

（3）**皮疹**：发热后24h内开始发疹，典型的皮疹为红斑基础上出现均匀分布的弥漫充血性针头大小的丘疹，压之褪色，触之砂纸样感（图4-3-1，图4-3-2）。典型皮疹一般始于耳后、颈部及上胸部，然后迅速蔓及全身；多数情况下，皮疹于48h达高峰，然后按出疹顺序开始消退，2～3d完全消退，但重者可持续1周左右。疹退后开始皮肤脱屑，皮疹密集处脱屑更为明显，可呈片状脱皮，手掌、

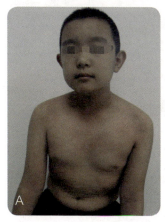
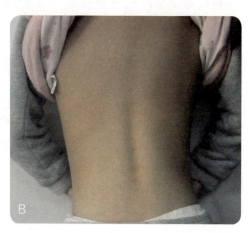

▲图4-3-1　猩红热

足跖、指（趾）处可呈套状（图4-3-3），而面部、躯干常为糠屑状（图4-3-4）。

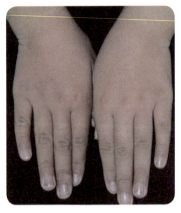

▲ 图4-3-2 猩红热手部皮疹

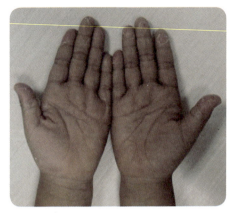

▲ 图4-3-3 猩红热手掌指套状脱屑

03 儿童感染猩红热后预后如何？有哪些危险？

猩红热是由细菌感染引起的急性出疹性呼吸道传染病，一般起病急骤，但通过及时、正规的治疗后，全身症状缓解较快，而且皮疹消退后，不会在皮肤上留下任何瘢痕及色素沉着，大多数患儿随着皮疹消退，体温逐渐恢复正常，大约10～14d痊愈。

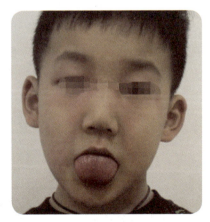

▲ 图4-3-4 猩红热面部糠屑状皮疹及杨梅舌

极少数患儿症状严重，表现为高热、抽搐、昏迷、甚至休克。有时可并发心肌炎、肾炎、风湿热、中耳炎、肺炎等疾病。

第四章 发疹性疾病

04 猩红热患儿饮食上该注意哪些？

猩红热是多发于儿童的急性呼吸道传染病，临床上常表现为高热、咽痛、头痛、寒战、食欲减退、恶心及全身皮疹，少数患儿还会出现较严重的并发症。感染猩红热的儿童在发病期间一定要忌口。研究表明，过甜过咸的食物、辛辣刺激性食物、冷饮等都影响患儿病情的好转，均不宜食用，而应该选择清淡平和的饮食。

05 家中孩子感染猩红热后我们该怎么办？

（1）**通风和消毒**：患儿居室要经常通风换气，每天不少于 3 次，每次 15min。患儿使用的食具应煮沸消毒，用过的手绢等要用开水煮烫。患儿痊愈后，要进行一次彻底消毒，玩具、家具要用肥皂水或来苏水擦洗一遍，不能擦洗的，可在户外暴晒 1～2h。

（2）**及时就医**：在高发季节尤其是周围出现猩红热患者时，家长要密切关注儿童的身体状况，一旦发觉儿童出现发热或皮疹，应及时送往医院进行诊断和治疗。

（3）**治疗和隔离患者**：患儿应注意卧床休息，进行住院治疗或居家隔离，不要与其他儿童接触，其他人接触患儿时要戴口罩，抗生素治疗必须足程足量。

（4）**加强学校管理**：在猩红热流行期间，托幼机构及小学要认真开展晨、午检工作，即使发现普通感冒及轻度发热患儿，亦不可掉以轻心，应及时送正规医疗机构去诊治。

06 猩红热的治疗原则有哪些？

（1）**一般治疗**：急性期卧床休息，呼吸道隔离。

（2）**病原治疗**：首选青霉素，连续用药 7d，对青霉素过敏者，可用红霉素、克林霉素。

（3）对症治疗：若发生感染中毒性休克，要积极补充血容量，纠正酸中毒，给予血管活性药物等。

07 儿童感染猩红热后需要隔离多久？怎样才算痊愈，可以安心去上学？

儿童感染猩红热经过正规隔离治疗后，体温逐渐下降，中毒症状消失，皮疹慢慢消退就代表正在痊愈了，这时应去医院检查，当咽拭子培养连续三次显示阴性时，就没有传染性了，可以解除隔离。一般皮疹消退后1周内开始脱皮，这时候只需涂抹一些保湿润肤的乳膏或乳液即可，当脱皮完成，皮肤恢复正常时，就代表孩子好了，痊愈了，可以安心去上学了。

（张军利）

第四节 手足口病

01 什么是手足口病？引起手足口病的病毒包括哪些？

手足口病（hand-foot and mouth disease）是由肠道病毒引起的以手掌、足底及口腔内发生小水疱为特征的一种病毒性传染病，主要发生于儿童。该病主要经粪口途径传播，在幼托机构内可造成局部小流行，家庭中传播也可感染成人，以至全家相继发病。引起手足口病的病毒主要为小RNA病毒科、肠道病毒属的柯萨奇病毒A族16、4、5、7、9、10型，B族2、5、13型，艾柯病毒和肠道病毒71型，其中以肠道病毒71型及柯萨奇病毒A16型最常见。肠道病毒传染性强，易引起暴发或流行，而肠道病毒71型感染则引起重症病例的比例较大。

02 手足口病都有哪些临床表现及特征?

（1）潜伏期 2～5d，轻症无发热及自觉症状。大多初起有低热、轻咳、流涕，伴有口痛、咽痛、拒食，有的出现恶心甚至呕吐等。口腔黏膜散在疱疹或破溃成浅溃疡，主要发生于舌部、软腭、牙龈和口唇。有时小水疱可融合成较大的疱疹。患儿哭闹、口腔疼痛、拒食，口腔溃疡约 1 周自愈。

（2）皮疹主要位于手足口、肘膝臀，对称发生。早期为红色斑疹，典型皮损为灰白色沿皮纹分布的椭圆形小水疱，周围有红晕（图 4-4-1）。不典型皮损为丘疱疹，有时还可见较大水疱。发生部位还可见于腋前后，亦可见全身播散情况。

（3）皮疹数目不定，几个至数十个不等，不痒，偶有疼痛。皮疹一般 3～5d 消退，无色素沉着，不留瘢痕。轻症者病程 7～10d，预后良好。

（4）疱疹性咽峡炎：常高热、咽痛，口腔疱疹大多位于口腔后部和软腭弓及悬雍垂上。疱疹性咽峡炎可单独发生，亦可是手足口病的临床表现之一。

（5）手足口病患儿在恢复期可出现甲分离（图 4-4-2，图 4-4-3），无须特殊治疗，但应注意保护指甲，避免甲板剥离。

（6）重症手足口病：主要由肠道病毒 71 型感染所致，低年龄儿多见。可并发脑膜炎、脑炎或瘫痪。无菌性脑膜炎的表现为患儿发热、恶心、呕吐、头痛、颈部有阻力，腰椎穿刺脑脊液呈病毒性脑膜炎改变。影响脑实质者可出现神志不清、抽搐或瘫痪，可有后遗症。亦可并发肺水肿、心肌炎；严重者可死亡。

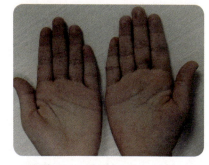

▲图 4-4-1　手足口病

儿童常见皮肤病

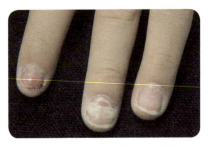

▲图4-4-2 手足口病，甲改变

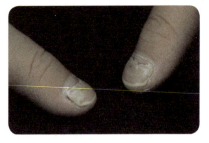

▲图4-4-3 手足口病，甲分离

03 手足口病该如何治疗？

（1）**一般治疗**：暂时隔离，卧床休息，给予足够的水分及易消化食物，保持皮肤清洁。

（2）**对症治疗**：加强口腔护理，用淡盐水漱口。如继发细菌感染，及早应用敏感抗生素。可口服多种维生素。

（3）**抗病毒治疗**：可选用利巴韦林、阿昔洛韦、伐昔洛韦等，口服、肌内注射或静脉滴注均可。

（4）**中医治疗**：发热轻微或无热、轻咳流涕、皮疹稀疏，以手、足及口为主，多属风热证，当治以清热解毒、疏风透疹，常用银翘散加减：金银花、连翘、牛蒡子、薄荷、桔梗、荆芥、竹叶、鲜茅根、板蓝根等。发热严重、皮疹密集、伴随症状严重者，多属毒热证范畴，当治以清热解毒，常用清营汤加减：水牛角、生地黄、丹参、玄参、黄连、金银花、连翘等。

04 手足口病该如何预防？

（1）养成良好的个人卫生习惯及饮食习惯，做到饭前便后洗手，勤洗澡。

（2）在暴发期间家长尽量少带孩子去拥挤的公共场所，尽量避免与其他发病的儿童接触，减少被感染的机会。

（3）注意家庭室内外的清洁卫生，家庭成员的衣服、被褥要在

第四章　发疹性疾病

阳光下暴晒，经常对孩子居住的房间进行通风换气。

（4）在暴发期间应每日对共用的玩具、用具等进行清洗消毒，减少间接接触传播。

（5）家长外出回来后应先洗手、换衣服再亲近小孩。

05　手足口病好治愈吗？目前，有没有疫苗可以预防手足口病？

手足口病多数为自限性疾病，并不需特殊治疗，一般1周左右即可自愈。重症手足口病病例不到2%，病情危重者可在发病1～5d出现脑膜炎、脑炎、脑脊髓炎、肺水肿等。但是我们家长不必恐慌，只要对幼儿加强观察，一旦出现高热、精神萎靡、呕吐、易惊、肢体抖动、无力、站立或坐立不稳等严重的症状应及早就医。2016年上半年，全球首个肠道病毒71型灭活疫苗在我国研制成功并正式投入市场。

（张军利）

第五节　幼儿急疹

01　什么是幼儿急疹？病因是什么？

幼儿急疹又名婴儿玫瑰疹、第六病，是婴幼儿常见的一种急性出疹性传染病。引起幼儿急疹的病毒主要为人类疱疹病毒6型B亚型，少部分由人类疱疹病毒7型引起。

02　幼儿急疹都有哪些临床表现？

（1）症状、体征

①潜伏期为1～2周，平均10d左右。特点为突然高热，3～5d后体温恢复正常，同时皮肤出现玫瑰色斑丘疹，持续1～2d后消退，

不留任何痕迹。

②皮疹通常先发生于颈部和躯干,以后逐渐蔓延至上臂和下肢,面部、肘膝以下及掌跖等部位多无皮疹。

③患儿除食欲不振外,一般精神状态无明显变化,少数可出现嗜睡、恶心、呕吐甚至热性痉挛等。

(2)实验室检查

①血常规:白细胞总数不高或减少,分类以淋巴细胞为主,并于热退后逐渐恢复正常。

②病原相关检测:应用免疫荧光技术和酶标法可检测到恢复期患儿血清抗 HHV-6 型抗体升高。

03 幼儿急疹该如何治疗?

本病预后良好,可自愈,轻型仅需对症治疗。高热时多饮水并给予易消化食物,适当给予退热药以防止惊厥。发生惊厥时可予苯巴比妥或地西泮等镇静剂。腹泻可给予助消化、止泻药。但对于免疫受损的婴幼儿或严重病例,则需抗病毒治疗,可试用更昔洛韦等治疗。

04 幼儿急疹该如何预防?

目前尚无有效方法预防。在发病期间饮食要清淡易消化,水果可以适量吃,多喝水。

05 家长如何判断孩子是否患了幼儿急疹?

多无征兆,突然高热起病,体温快速升高到39℃以上。3~5d后,患儿体温骤然下降,热退后,颈部、躯干出现玫瑰红色斑丘疹。患儿几乎没有打喷嚏、流鼻涕等症状。

06 幼儿急疹只有小婴儿会患吗?

本病多发生于2岁以下的婴幼儿,男女之间发病率无明显差异,以6～18个月小儿最多见。一年四季均可发生,但以冬春季节发病为多。

07 患了幼儿急疹需要隔离吗?

需要及时隔离患儿至出疹后3～5d,在幼托机构密切接触的小儿应观察7～10d,尽量不要带婴幼儿到人群密集的公共场所。

(崔 宏)

第五章

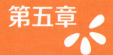

病毒性皮肤病

第一节 单纯疱疹

01 什么是单纯疱疹？

单纯疱疹（herpes simplex）由单纯疱疹病毒（HSV）引起，多侵犯皮肤黏膜交界处，临床以簇集性水疱为特征，有自限性，病毒长期潜伏且反复发作。

中医学称单纯疱疹为"热疮"，《圣济总录》论曰："热疮本于热盛，风气因而乘之，故特谓之热疮。"

02 为什么会患单纯疱疹？

(1) **感染因素**：单纯疱疹病毒感染是世界上最流行的感染之一。人类 HSV 是双链 DNA 病毒，根据其抗原性质的不同分为 HSV-Ⅰ型和 HSV-Ⅱ型。Ⅰ型病毒常引起口腔黏膜、面部、唇部、角膜及结膜等非生殖器部位的单纯疱疹；Ⅱ型病毒常引起生殖器疱疹，通常通过性交或产道而传染。HSV-Ⅰ型感染比 HSV-Ⅱ型感染更常见。

人是单纯疱疹病毒唯一的自然宿主，可通过亲吻或其他生活密切接触感染，初发潜伏期为 2～12d，平均 6d。

（2）**诱因**：原发病毒感染消退后，病毒可长期存在于黏膜、唾液、血液及其他组织，尤其是感觉神经节等神经组织内，某些诱因如发热、受凉、暴晒、情绪激动、消化不良或机械刺激等，使机体的细胞免疫功能暂时低下时，可使处于潜伏状态的病毒再次被激活，沿神经纤维迁移至皮肤、黏膜组织，在上皮细胞中复制、繁殖产生新的病毒，导致疾病复发。很多正常人是病毒携带者而成传染源。

（3）**中医学的认识**：中医学认为本病多为外感风热邪毒，客于肺胃二经，蕴蒸皮肤而生；或因肝胆湿热下注，阻于阴部而成；或由反复发作，热邪伤津，阴虚内热所致。

03 单纯疱疹有哪些特殊表现？我们该如何鉴别？

（1）原发性单纯疱疹

①**疱疹性齿龈口腔炎**：又称疱疹性龈口炎，最为常见，大多为 HSV-Ⅰ型感染所致，多见于 1～5 岁儿童，好发于口腔、牙龈、舌、硬腭、咽等部位。皮损表现为迅速发生的簇集性小水疱，很快破溃形成白色斑块，继而转变为表浅的溃疡上覆以淡黄色假膜，可伴有发热、咽痛及局部淋巴结肿痛。病程 1～2 周。

②**新生儿单纯疱疹**：多由 HSV-Ⅱ型病毒经产道感染所致，多见于早产儿及缺乏获得性母体 IgG 的新生儿，一般于出生后 4～6d 起病，表现为喂养困难、高热、黄疸、呼吸困难、肝脾大等，皮肤（尤其头皮）、口腔黏膜、结膜出现水疱、糜烂。皮疹播散或出现神经系统症状者病情凶险、死亡率高。

③**疱疹性湿疹**：又名 Kaposi 水痘样疹，其特点是在特应性皮炎或其他某种皮肤损害（如脂溢性皮炎、脓疱疮、疥疮等）的基础上突然发生的有脐凹的水疱性皮疹。表现为发热后突然出现大量群集的红色丘疹或水疱，迅速变为脓疱，基底红肿明显，顶端有脐凹。

④接种性单纯疱疹：为 HSV 直接接种于擦伤或正常皮肤内所致。接种后，经过 5~7d 潜伏期，先于接种部位发生质硬丘疹，后形成水疱或不规则散在水疱，局部皮温升高但全身症状较轻。如接种部位为指尖则发生深在性疼痛性水疱，呈蜂窝状外观或融合成大疱，称为疱疹样瘭疽，容易被误诊为化脓性感染。

（2）复发性单纯疱疹：原发性 HSV 感染后，在机体抵抗力降低时，皮疹可反复发作，多于同一部位，也偶可发生于不同部位（图5-1-1）。一般成年人多见。

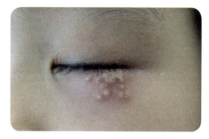

▲图 5-1-1　眼周单纯疱疹

04 患了单纯疱疹需要治疗吗？怎么治？

单纯疱疹可自然痊愈，但应注意防止继发性感染，减轻自觉症状。

（1）外用药物治疗：局部治疗忌用糖皮质激素软膏，应以收敛、干燥和防止继发感染为主。可外用抗病毒软膏，如喷昔洛韦乳膏等，继发感染时可给予 0.5% 新霉素霜、莫匹罗星软膏、复方多黏菌素 B 等。对疱疹性龈口炎应保持口腔清洁，同时给予 1∶1000 苯扎溴铵溶液含漱。水疱未溃破可用三黄洗剂外搽，每日 2~3 次。

（2）系统药物治疗

①阿昔洛韦：口服利用率低，半衰期短，小于 2 岁小儿剂量尚未确定，2 岁以上儿童每次 5~10mg/（kg·次），每日 5 次口服，共 5 日。静脉注射 5~10mg/（kg·次），每日 3 次，疗程 14~21d，治疗单纯疱疹性脑炎。

②阿糖腺苷：10~15mg/kg，每日 1 次，静脉滴注，滴注持续 12h，连续 5~15d。

③Kaposi 水痘样疹如病情较重，可在抗病毒基础上加用静脉注

射丙种球蛋白注射液200～400mg/kg，每日1次，共3～5d。

（3）**中医辨证治疗**：根据具体情况，分清主次辨证选方用药。肺胃热盛证，治宜疏风清热解毒；肝胆湿热证，治宜清热利湿解毒；阴虚内热证，治宜养阴清热解毒。

05 单纯疱疹生活中有哪些注意事项？

（1）保持局部清洁，促使干燥结痂，防止继发感染，结痂后宜涂软膏，防其痂壳裂开。

（2）多饮水，饮食宜清淡，多吃蔬菜、水果。忌辛辣、肥甘厚味，保持大便通畅。

（3）对反复发作者，应除去诱发因素，加强体质锻炼。

（4）对患者应注意隔离，尤其是须与新生儿、患有皮肤湿疹者、烧伤患者和应用免疫抑制药的患者隔离。

06 单纯疱疹可以预防吗？

HSV疫苗已经研制成功，但由于HSV的致癌性，疫苗的潜伏性感染，以及对复发性HSV感染的预防效果等问题尚未解决，故目前尚未广泛应用。对于反复发作者，可通过除去诱发因素，加强体质锻炼来预防。

07 单纯疱疹会传染吗？

答案是会，HSV可存在于感染者的口鼻、疱液和生殖器分泌物中，主要通过亲吻或其他生活密切接触而感染，所以如果家长患了单纯疱疹应远离孩子，避免亲密接触。

08 单纯疱疹会遗传吗？

不会遗传，但是可以通过产道传染，如果母亲宫颈、会阴部存在HSV感染，可能传染给新生儿，故产前检查应包括生殖器HSV感染，并应及早防治，以防发生HSV的先天性感染和新生儿感染。

（吕亚平）

第二节 疣

01 我们常说的"瘊子"究竟是什么病？

疣（verruca，wart）是由人乳头瘤病毒（HPV）感染皮肤黏膜引起的良性赘生物。因其皮损的形态及发生的部位不同而名称各异，可以分为寻常疣、扁平疣、跖疣、生殖器疣（尖锐湿疣）等。我们常说的"瘊子、千日疮"等就属于这类疾病。

02 为什么会长"瘊子"？会传染吗？

（1）西医观点：本病有传染性，传染源为患者和健康病毒携带者，主要通过直接或间接接触传播，肛周及生殖器疣大多通过性接触传染，外伤或皮肤破损对HPV感染也是一个重要因素。一般潜伏期1～20个月，平均4个月。

疣可发生在任何年龄，婴幼儿少见，随年龄增长发病率逐渐增高，青壮年时期最高。

疣的病程与机体免疫状况密切相关，在免疫缺陷状态下，如肾移植、恶性淋巴瘤、红斑狼疮等患者疣的发病率明显增高。

（2）中医观点：中医学认为寻常疣多由肝失荣养，失其藏血之功，导致血枯生燥，筋气外发于肌肤，复遭风毒之邪相乘，而导致血瘀，肌肤不润而生枯筋箭。扁平疣多由于风毒之邪，阻于经络，与肝热搏于肌腠，而发此病。

03 怎样区分自己长的是哪种疣?

疣常见的临床类型有以下几种:

(1) **寻常疣**:俗称"刺瘊""瘊子",多发生在 5~20 岁。由于自身接种的关系,寻常疣可发生在身体的任何部位,但以手部多见。皮损初期为针尖大丘疹,后逐渐增大为黄豆大小或更大的灰褐色、棕色或皮色丘疹,表面粗糙,质地坚硬,可呈乳头瘤样增生。如经常摩擦碰撞叩易出血。数目不等,初起为单个,可长期不变,也可逐渐增多至十个甚至数十个,也可融合成片,少数存在同形反应,一般无自觉症状,偶有压痛。发生在甲周者称为甲周疣(图5-2-1);发生在甲床者称甲下疣;疣体细长突起伴顶端角化者称丝状疣,好发于颈、额和眼睑;疣体表面呈参差不齐的突起者称指状疣,好发于头皮及指尖。寻常疣可自然消退,5年自然清除率90%。

(2) **跖疣**:为发生在足底的寻常疣,以足部压力点,特别是跖骨的中部区域为多。外伤、摩擦、足部多汗等可促进其发生。皮损初期为细小发亮的丘疹,渐增至黄豆大小或更大,因受压而形成淡黄色或褐黄色胼胝样斑块或扁平丘疹,表面粗糙,界线清楚,边缘绕以稍高的角质环,去除角质后,其下方有疏松的角质软芯,可见毛细血管破裂出血而形成的小黑点(图5-2-2)。若含有多个角质软芯,称为镶嵌疣。患者可自觉疼痛,也可无任何症状。

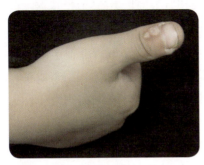

▲ 图 5-2-1 甲周疣

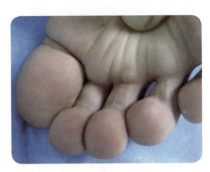

▲ 图 5-2-2 跖疣

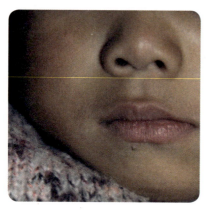

▲ 图 5-2-3 扁平疣

（3）**扁平疣**：好发于儿童和青少年，好发于颜面、手背及前臂。典型皮损为米粒至绿豆大小的扁平隆起性丘疹，圆形或椭圆形，表面光滑，质硬，正常肤色或淡褐色，多骤然出现，数目较多且密集，搔抓后皮损可呈串珠状排列，即自体种植反应（图5-2-3）。一般无自觉症状，偶有微痒。病程慢性，在所有临床型HPV感染中自行消退率最高，少数患者可复发，愈后不留瘢痕。

04 疣的治疗方法有哪些？

本病主要采用外用药物治疗和物理治疗，系统药物治疗多用于皮损数目较多或久治不愈者。

（1）**外用药物治疗**：适用于皮损面积较大、发于特殊部位或患儿不能耐受等不宜用物理治疗者，如0.1%维A酸乳膏、干扰素α-2b软膏。

（2）**物理治疗**：包括冷冻、电灼、刮除和激光等，适用于皮损数目较少者。

（3）**系统药物治疗**：目前尚无确切有效的抗HPV治疗药物，可试用免疫调节剂（如干扰素、左旋咪唑等）。

（4）**中医辨证治疗**：中医学认为本病多由风热毒邪搏于肌肤而生；或怒动肝火，肝旺血燥，筋气不荣，肌肤不润所致。结节如豆，坚硬粗糙，色黄或红者多属风热血燥；疣起日久，质地较硬，色暗褐；伴性情烦闷易怒，胸闷不适，纳食不香者多属肝郁痰凝；颜面部起扁平丘疹，表面光滑，如芝麻至黄豆大，淡红色或正常皮色，自觉瘙痒者多属风热毒蕴。中药以清热解毒、疏风平肝、散结为治疗原则，有时可获得较好疗效。

05 如何预防？生活中有哪些注意事项？

（1）注意防护，避免外伤及皮肤破损，对皮肤黏膜破损处应妥善处理，防止病毒乘虚而入。

（2）卫生器具要经常消毒，定人定物，防止交叉感染。身体抵抗力低下者，需加强锻炼，提高身体素质，增强抗病能力。

（3）普及卫生宣传，养成良好的卫生习惯，避免使用患者物品用具，防止间接传染。

（4）对已经发生的寻常疣，不宜搔抓，要避免摩擦和挤压，以防出血。应及时到专业的皮肤病医院接受治疗，以免自身接种传播。生于甲下者，疼痛异常，应该尽早治疗。

06 治疗跖疣的"土方法"有效吗？可以应用吗？

对已经发生的跖疣，不宜搔抓，更不宜使用来路不明的"土方法"，以防出血或感染，造成不必要的痛苦，应及时到专业的皮肤病医院接受治疗。

07 寻常疣可以自愈吗？

寻常疣可自然消退，5年自然清除率90%，如果自觉症状明显，或位于易摩擦碰撞部位，最好选择到正规医院治疗，以防扩散或感染。

08 扁平疣不治疗自己能好吗？会留瘢痕吗？

在所有临床型HPV感染中扁平疣的自行消退率最高，少数患者可复发，愈后不留瘢痕，但应避免搔抓，以防自体种植。

（吕亚平）

第三节 传染性软疣

01 什么是传染性软疣?

传染性软疣是由传染性软疣病毒(MCV)感染引起的传染性疾病。中医学称为"鼠乳",病名见于隋朝巢元方《诸病源候论》曰:"谓之者,身面忽生肉,如鼠乳之状,谓之鼠乳也。"

本病多累及儿童、青年人和免疫力低下者,在特应性皮炎、湿疹等皮肤病患者中发病率更高。潜伏期1周至半年。皮损可发生于任何部位,儿童好发于手背、四肢、躯干及面部。典型皮损为直径3~5mm大小的半球形丘疹,皮损数目不等,呈灰色或珍珠色,表面有蜡样光泽,中央有脐凹,内含乳白的干酪样物质即软疣小体(图5-3-1)。

02 为什么会得传染性软疣?

传染性软疣由传染性软疣病毒引起,传染性软疣病毒通过直接接触、自体接种、性接触传染,大多数是在公共浴室和游泳池中被传染。

中医认为本病主因外感风热毒邪,客于肌肤,搏结腠理致气血失和而发,或由脾虚中焦失运,后天生化之源不足、肌肤失养、腠

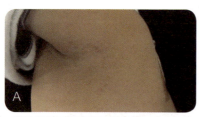
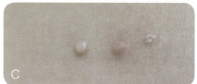
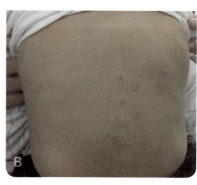

◀ 图5-3-1 传染性软疣

第五章 病毒性皮肤病

理不密、复感外邪、邪毒聚结肌肤而生。

03 患了传染性软疣怎么治疗？

(1) 物理治疗：本病可用局部刮除、人工挤压、液氮等物理方法治疗，可在无菌条件下用齿镊或弯曲血管钳将软疣夹破，挤出内容物然后外用碘酊等以防细菌感染。

(2) 外用药物：斑蝥素或1%西多福韦软膏，具有无痛及无创伤优点，儿童及家属容易接受，但起效较慢。合并细菌感染时先外用抗生素药膏，如莫匹罗星软膏，感染控制后再行上述治疗。

04 如何预防传染性软疣？生活中有哪些注意事项？

（1）注意卫生，勤剪指甲，避免搔抓皮肤，不与患者共用衣物，对于预防该病有一定的作用。

（2）洗澡勿用搓澡巾搓澡，以免损伤皮肤，引起病毒的感染。

（3）为防治传染性软疣扩散，患者应避免到公共游泳池游泳、不使用公共浴室设施、不参加接触性体育活动、不合用毛巾等，应该保持局部清洁，抓破后有可能自身接种，同时注意避免继发感染。

（4）患病后衣服、毛巾等需要煮沸消毒。

05 传染性软疣愈后会留瘢痕吗？

愈后一般无瘢痕，若采用人工挤压、局部刮除等方法应注意无菌操作，以防感染。

06 传染性软疣会通过游泳等途径传染吗？

传染性软疣病毒可通过在公共浴室和游泳池中被传染，故如果自身有传染性软疣，请避免去这些公共场所，以防感染扩散。

（吕亚平）

第六章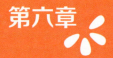

细菌感染性皮肤病

第一节 脓疱疮

01 脓疱疮是什么病？

脓疱疮，中医称为"黄水疮"，是一种常见的化脓性传染性皮肤病。其特点为好发于头面、四肢等暴露部位，主要皮损为红斑、水疱、脓疱，脓水浸淫之处，常出现新的皮损。

02 脓疱疮发病原因是什么？

（1）**西医观点**：感染是本病的主要发病原因，主要由金黄色葡萄球菌或A组β型溶血性链球菌侵袭皮肤导致。

（2）**中医观点**：本病因夏秋之交，气候炎热，暑湿交阻，暑湿热邪客于肺经，不得疏泄；运化失职，湿邪内蕴，又感风邪之类皮肤疾患，复因搔抓或擦破染毒而成。

03 脓疱疮的临床表现是什么？

本病好发于儿童，夏秋多见。多继发于痱子、湿疹之后，好发于颜面、口周、鼻孔周围，亦可发于四肢，自觉有不同程度瘙痒。

第六章 细菌感染性皮肤病

临床可见成群分布的黄豆大小脓疱，疱壁薄而易破，破后显露红色糜烂面，脓疱干后结成蜜黄色痂，脓疱周围有炎性红晕，可互相融合。重者可伴有附近淋巴结肿大、发热、畏寒等全身症状。

04 脓疱疮如何治疗？

（1）皮损广泛或伴有发热、淋巴结炎，白细胞计数及比率明显升高者，系统应用敏感抗生素，局部以杀菌消炎为主，可外用抗生素软膏。

（2）本病为细菌感染所致，多属中医气分及卫分热证，故主要治以清热解毒利湿，可选用五味消毒饮等加减：金银花、野菊花、蒲公英、紫花地丁等。

05 脓疱疮传染吗？通过什么途径传染？

本病为细菌感染，具有传染性。本病主要通过密切接触患者皮损、渗液传染。患者自身因为搔抓、渗液可传染。

06 脓疱疮疗程多久？

本病视病情轻重疗程不等，一般轻中度皮肤感染局部用药见效后再用 3d 以上，重度系统治疗见效后再使用 1 周左右，停系统用药后，仍需外用药 1 周左右。

07 脓疱疮患病期间注意事项是什么？

首先应避免搔抓，有脓液应立刻清除，以防流到他处诱发新的皮损。

此外，患病期间饮食应清淡、易消化，忌食高脂食物、油炸品、辛辣，并绝对禁酒。宜多食新鲜蔬菜、水果，注意多饮水，以利小便，促进代谢，加速毒素排泄。

08 如何预防脓疱疮？

在夏秋季节应勤洗澡，保持皮肤清洁。勤剪指甲，勤换衣。幼儿园、学校发现患儿时，及时治疗，以免引起流行。

（刘伟伟）

第二节 毛囊炎、疖、痈

01 何为毛囊炎、疖、痈？

毛囊炎、疖、痈是一组累及毛囊及周围组织的细菌感染性皮肤病，主要病原菌为金黄色葡萄球菌，疾病炎症反应程度从轻到重发展依次为毛囊炎、疖、痈。

02 为什么会引起毛囊炎？

(1) <u>西医观点</u>：本病主要因为金黄色葡萄球菌或白色葡萄球菌侵入毛囊或汗腺所致。皮肤擦伤、糜烂等均有利于细菌侵入及繁殖。皮脂溢出过多、因职业常接触矿物油的人，也容易发生疖。皮肤不清洁是一个重要因素。身体抵抗力降低、体弱、糖尿病、肾炎、贫血等皆可成为本病的诱因。

(2) <u>中医观点</u>：湿热内蕴，外感风热邪毒或暑湿之邪，内外两邪搏结，以致气血被毒邪壅滞于肌肤，导致经络阻塞，气血凝滞，或因阴虚内热，脾虚失司，以致气阴两虚，正虚邪恋发为本病。

03 如何区别毛囊炎、疖、痈等病？

毛囊炎、疖、痈都属于细菌感染性疾病，三者是疾病由轻到重的发展过程。<u>毛囊炎</u>：初期为红色坚实性丘疹，迅速发展成丘疹性脓疱，继而干燥结痂（图6-2-1）。疖：局部出现红、肿、热、

第六章 细菌感染性皮肤病

痛的小结节，以后逐渐肿大，呈锥形隆起（图6-2-2）。痈：初为弥漫性浸润性紫红色斑疹或斑块，表面紧张发亮，触痛明显，之后局部出现多个脓头，有较多脓栓和血性分泌物排出，局部淋巴结肿大。愈合较慢，伴瘢痕形成。

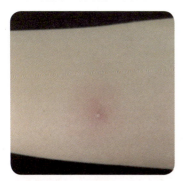
▲图6-2-1　毛囊炎

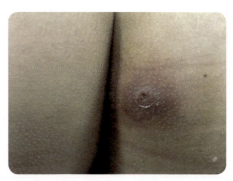
▲图6-2-2　疖

04 毛囊炎、疖肿、痈如何治疗？

（1）一般毛囊炎及早期轻症疖肿，以局部抗感染治疗为主。晚期疖肿及痈应进行切开引流。多发性毛囊炎及疖伴发系统症状者可系统应用抗生素。对慢性反复发作患者应积极寻找有无糖尿病、贫血等基础疾病及诱因。

（2）本病多属中医热证范畴，临床主要分为暑湿热蕴、热毒蕴结、正虚毒恋三个证型进行治疗，总的治疗法则是清暑化湿，清热解毒，养阴清热解毒，健脾和胃、清化湿热。常用药物包括黄芩、黄连、栀子、生地黄、生黄芪、连翘等。

05 毛囊炎、疖肿、痈饮食应注意什么？

本病属感染性皮肤病，中医属热证，忌食辛辣刺激及腥发之品，忌食肥甘厚腻。以清淡易消化为宜。

06 毛囊炎、疖肿、痈等平时生活起居应注意什么？

（1）注意个人卫生，勤洗澡，保持皮肤清洁干燥。勤剪指甲，勤换衣。当调理患者起居、饮食，增强体质。

（2）食物要清淡、新鲜、易消化。宜多食新鲜蔬菜、水果，注意多饮水，患病期间忌食高脂食物、油炸品、辛辣、海腥发物和羊肉等热性食物，并绝对禁酒。

（3）及时防治糖尿病，不宜自行挤压疖肿。

07 毛囊炎、疖肿、痈会留瘢痕吗？

毛囊炎及轻度疖肿如治疗及时，感染控制，没有人为刺激，一般不会留有瘢痕。部分较重的疖肿、痈，感染侵袭位置较深，病程较长，易形成瘢痕。

08 反复发作的疖肿原因是什么？

身体抵抗力降低、体弱、糖尿病、肾炎、贫血等皆可成为本病反复发作的原因。

09 疖肿、痈如已化脓，应及时排脓吗？

晚期已化脓的疖肿和痈应及时切开引流，切忌自行挤捏和早期切开，尤其是发生在鼻孔及上唇"危险三角区"者，应及时就医，对症治疗。

10 如何防止瘢痕形成？

早期就医，及早治疗，控制感染，疾病后期可以外用抑制瘢痕增生药膏。

（刘伟伟）

第七章

真菌感染性皮肤病

第一节 头 癣

01 头癣是一种怎样的病？

头癣是皮肤癣菌引起的头发和头皮的浅部真菌感染，主要通过与癣病患者或患畜直接接触而传染，也可通过公共污染的理发工具、帽子、枕巾等物品间接传染。头癣多累及儿童，成年人少见。头癣根据病原菌和临床特征，分为黄癣、白癣、黑点癣和脓癣4型。

（1）黄癣：俗称"癞痢头"，许兰毛癣菌侵入头皮角质层后大量生长繁殖，很快在毛根处形成针头或绿豆大小丘疱疹，继而变为脓疱，脓疱干燥后形成硫黄色干痂。皮损扩大，痂皮融合变厚，边缘翘起，中央黏着于头皮而略凹陷，中心则有毛干通过，外观似碟状，称为碟形黄癣痂。黄癣痂由许兰毛癣菌及脱落的上皮细胞组成，易碎，传染性强。用力揭去痂皮，其下为鲜红色湿润糜烂面或浅溃疡，极易继发细菌感染，发出鼠尿样臭味，同时伴有附近淋巴结肿大。毛发由于病原菌侵入，变得干枯无光泽或出现弯曲，易拔除，但无断发，最后毛囊破坏，遗留萎缩性瘢痕和永久性秃发。碟形黄癣痂、萎缩性瘢痕、永久性秃发是黄癣三大临床特征。黄癣若未及时治疗，皮损持续发展可累及整个头皮，形成广泛性秃发性瘢痕，但在发际处可遗留 1～2cm 正常毛发带，瘢痕中可散在少数正常毛发。瘙痒剧烈，可因搔抓而自身播散。毛癣菌偶可侵犯躯干及四肢光滑皮肤和甲板。可有黄癣痂和皮肤萎缩，甲损害则很难与其他甲癣区分。

(2) 白癣：最初表现为毛囊性丘疹，上覆白色鳞屑。皮损逐渐扩大，形成白色鳞屑斑片，呈圆形或椭圆形，界线清楚，无明显炎症，微痒或无任何自觉症状（图 7-1-1）。若不治疗，斑片状损害周围可出现小的卫星灶。由于真菌孢子寄生，病损区毛发根部围绕有一特征性鳞屑状鞘状物，不易去除，称为菌鞘。病发干枯，无光泽，长出头皮 4～5mm 即折断，极易拔除。灰白色鳞屑斑、菌鞘和断发是白癣三大临床特征。部分患者可并发脓癣、体股癣、甲癣和肉芽肿。

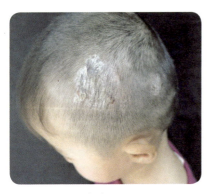

▲图 7-1-1　白癣

(3) 黑点癣：初发损害为较小白色鳞屑斑，散在分布，炎症轻微或无炎症，有时似白癣。由于孢子寄生于发内使毛发变脆，病损处毛发出头皮即折断，断发残根留在毛囊口内呈黑点状，故名黑点癣。

(4) 脓癣：为人体皮肤对亲动物性或亲土性真菌感染发生的强烈炎症反应。脓癣亦多发生于儿童，尤其是学龄前儿童。最初表现为化脓性毛囊炎，群集性小脓疱融合形成隆起炎性结节或肿块，界限清楚，触之较软，表面有与毛囊口一致的小脓点，似蜂窝状，挤压时有多孔溢脓现象（图 7-1-2）。毛发松动而易拔除，自觉疼痛或无症状。若继发细菌感染，则有明显疼痛及压痛。附近淋巴结常肿大。损害常单发，亦有少数多发。愈后常伴瘢痕及秃发（图 7-1-3）。

第七章　真菌感染性皮肤病

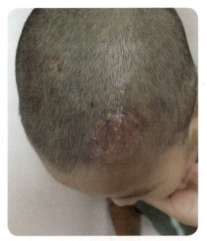

▲ 图7-1-2　脓癣

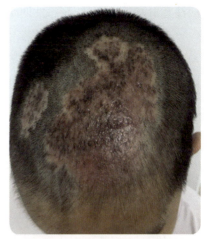

▲ 图7-1-3　脓癣愈后遗留瘢痕、秃发

02 家里饲养猫、狗宠物和脓癣关系密切吗？

关系密切，脓癣是由亲动物性皮肤癣菌引起的头皮严重超敏反应，猫狗等动物是最主要的带癣菌者传染源，所以脓癣患者要尽量避免和动物接触。

03 头癣如何治疗？

头癣一般采用综合性治疗。

（1）**系统治疗**：灰黄霉素目前仍为首选，对小孢子菌最为敏感。成年人0.6～0.8g/d，儿童15～20mg/（kg·d），分3次饭后服用，疗程3～4周。服药期间，多食油脂性食物，以促进药物吸收。同时要注意肝功能检查。应用灰黄霉素如同时服用中药茵陈，可提高其疗效，减少灰黄霉素的用量。酮康唑对断发毛癣菌最敏感，儿童用量为5mg/（kg·d），1次顿服，最好进餐时服，疗程4～8周。伊曲康唑用餐时服用，成年人0.2g/d，儿童0.1g/d，每周1次，服用4～6周。特比萘芬0.25g/d，儿童0.125g/d，服用4～8周，服药期间亦应注意肝功能检查。脓癣急性期亦可短期加用小剂量皮质类固醇激素。

(2) **局部治疗**：单用局部治疗疗效差，应同时进行系统治疗或与拔发疗法同时应用。外用药常用者有5%～10%硫黄软膏，2.5%碘酊，3%克霉唑霜等，连续应用1个月，不可间断。涂药前先用肥皂水洗头，脓癣如脓液较多，炎症明显时，可用温和杀菌剂，如0.1%依沙吖啶（利凡诺）、1：4000高锰酸钾液或0.1%呋喃西林，或外用抗生素软膏如环丙沙星软膏等。在医疗条件较差的地区，对于面积较小（五分硬币范围以内）、数量不超过3块的损害可采用拔发疗法，即用平头镊子将病损区及其周围3mm范围内的正常头发连根拔出。拔发后外涂前述外用药，每天1次。如此每周拔1次，连续3～4次。

(3) **日常护理**：治疗期间应注意每天用温肥皂水洗头，以洗去带菌鳞屑和痂皮，避免皮损播散。黄癣菌痂如过厚时，可先用5%水杨酸软膏或油剂除去，然后再涂药。用药前将头发剃去，7～10d理发1次，以去除被感染的毛发。同时，对患者接触过的物品，如帽子、枕巾、理发工具，要消毒处理，病发应焚毁。

04 头癣为什么总是反复加重？

头癣的反复发作主要是由患者不注意消毒引起。头癣患者治疗前使用过的用品，如帽子、头巾、枕头、梳子等没有进行消毒又戴上去，会导致头癣复发。另外，头癣患者用药前需将头发剃去，7～10d理发1次，以去除被感染的毛发，而理发不彻底是导致头癣反复加重的重要因素。

05 长时间用药会影响小孩的生长发育吗？

外用药很少发生不良反应。长期口服盐酸特比萘芬抗真菌药有一定的副作用，医生会根据患者的病情来调整用药，并且会定期检查患者的肝肾功能，来保证能在安全有效的范围内进行治疗，

06 脓癣引起的脱发能完全恢复吗？

一般很少发生副作用。

脱发部位头发能否恢复生长主要在于头皮毛囊有没有受到损害，若治疗及时得当，头发能够恢复生长，若治疗延误，可引起永久性瘢痕，头发很难再生长。

07 头癣患者不适宜吃什么？

减少高脂肪食物的摄入，油脂性头皮的人更应该注意。因为脂肪摄入多，会使皮脂腺分泌皮脂过多，从而使头皮屑形成更快，加重头皮屑的产生。要远离辛辣和刺激性食物，因为头皮屑产生较多时，会伴有头皮刺痒，而辛辣和刺激性食物有使头皮刺痒加重的作用。故应少吃或不吃辣椒、芥末、生葱、生蒜、酒及含酒饮料等。

（谢　敏）

第二节　体癣和股癣

01 体癣和股癣究竟是什么病？

体癣是指发生于头皮、毛发、掌跖和以外其他部位的皮肤癣菌感染；股癣是指腹股沟、会阴、肛周和臀部的皮肤癣菌感染，属于发生在特殊部位的体癣。

（1）**体癣**：由于病菌侵入表皮后一般只寄生于角质层，所以在局部只引起轻度的炎症反应，初起为红丘疹或小水疱，继之形成鳞屑，再向周围逐渐扩展成边界清楚的环形损害，边缘常可见丘疹、水疱，表面一般无渗液。边缘具有活动性，不断扩展，中央则趋于消退，因而有"圆癣"或"钱癣"之称（图7-2-1）。有的环形皮损内还可

儿童常见皮肤病

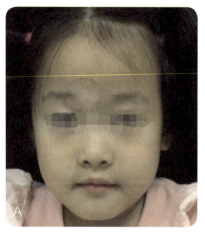
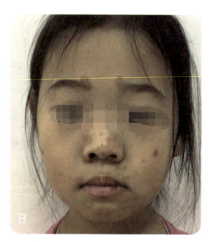

▲ 图7-2-1 体癣

以再出现环形的丘疹、水疱、鳞屑，继而呈同心环形损害。伴有不同程度的瘙痒。

（2）**股癣**：初发时为股部内侧靠近阴囊处出现潮红、小丘疹，继而在丘疹顶部形成小片白色鳞屑，皮疹逐渐向周围扩延，界线清楚。在进展期，边缘可同时出现丘疹、水疱和鳞屑，偶见脓疱。瘙痒个体差异很大，严重时奇痒难忍，轻则毫无痒感。经常搔抓可呈苔藓化并伴色素沉着。皮损也可扩延到下腹部、会阴及臀部。阴囊和阴茎皮肤也可能累及。

02 体癣和股癣会传染吗？

主要由红色毛癣菌、须癣毛癣菌、疣状毛癣菌、犬小孢子菌等感染引起。本病通过直接或间接接触传染，也可通过自身的手、足、甲癣等感染蔓延引起。

03 体癣和股癣能根治吗？

可以根治，只要在正规医院进行规范治疗，杀灭机体治病癣菌是可以治愈的。但若是用药不规范，疗程不足，癣病容易复发。治疗主要以局部外用药为主。

（1）局部治疗（广泛应用于临床的药物）

①类药物酸，如水杨酸、苯甲酸、十一烯酸和3%过氧乙酸等，对皮肤薄嫩处应慎用。

②抗真菌药，如1%～3%克霉唑、1%益康唑、2%咪康唑霜、1%～2%酮康唑霜、1%联苯苄唑霜、0.5%阿莫洛芬乳膏和1%特比萘芬霜，亦可用5%～10%硫黄乳剂，每天1～2次，坚持治疗2～4周，可获痊愈，此类药物的刺激作用较小。

（2）系统治疗：泛发性体癣可采用全身治疗，如特比萘芬、氟康唑、伊曲康唑。

04 生活中有哪些注意事项？是否需要忌口？

应注意个人卫生，不与患者共用衣物鞋袜、浴盆、毛巾等，内衣应宽松、透气；手、足、甲癣患者应积极资料，减少自身传染的机会；应避免接触患畜。

辛辣和刺激性食物要远离。因为辛辣和刺激性食物有使皮损部位刺痒加重的作用，故应少吃或不吃辣椒、芥末、生葱、生蒜、酒及含酒饮料等。

（谢　敏）

第三节　花　斑　癣

01 什么是花斑癣？

花斑癣又称汗斑，是马拉色菌侵犯皮肤角质层所引起的表浅感染。皮损最常见于胸、背、臂和颈部。其他有面部、腹部、

儿童常见皮肤病

臀部、腋窝、腹股沟、头皮、枕部等。常夏秋加重，冬季减轻或消退。开始为细小斑点。患者常不自觉，渐成粟米、黄豆至蚕豆大小圆形或类圆形斑疹。边缘清楚，与皮肤持平或微微高起。表面覆以极薄糠秕样鳞屑，有光泽，尤其是对光侧看时，皮损表面反光性强。新皮损色深，呈灰色、黄色、棕色、淡褐色或褐色。老皮损色淡发白。新老皮损同存时，黑白间杂呈花斑状，颇具特征性，为花斑癣的典型表现（图7-3-1）。当除去鳞屑或皮损痊愈时，遗有暂时性的色素减退斑，患者常误认为患有白癜风而前来就医。患者一般无自觉症状，少数略有发红和瘙痒。病程慢性，一般冬天消退，夏天又发。

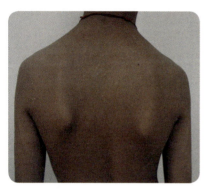

▲ 图7-3-1　花斑癣

02　为什么会患花斑癣？

病原菌为糠秕马拉色菌，又称花斑癣菌。诱发因素包括全身或局部使用皮质激素，皮肤使用油脂类制剂、慢性感染、营养不良、细胞外糖原沉着、家族遗传等。但临床上最常见的因素是高温和多汗。

03　花斑癣能治愈吗？

可以治愈。局部使用角质剥脱剂或抗真菌制剂，如复方雷琐辛搽剂或咪康唑霜等。或用20%～40%硫代硫酸钠搽剂，每天2次，连续2周。

大面积花斑癣宜口服酮康唑，每天200mg顿服，连服10d。氟康唑每天50mg顿服，连续10d。伊曲康唑每天200mg顿服，连服5～7d。

花斑癣易复发或再感染。皮肤应经常保持清洁干燥。患者使用过

第七章 真菌感染性皮肤病

的内衣裤、汗衫、被单、枕套等应煮沸消毒，或用甲醛（福尔马林）熏蒸。

04 生活中有哪些注意事项？

(1) 一级预防

①养成良好的个人卫生习惯，做到勤洗澡、勤换洗内衣裤。

②合理营养，因营养不良可诱发本病。对于接受皮质类固醇激素治疗的患者要注意观察并预防本病。

(2) 二级预防

①花斑癣患者若不医治，可多年不愈，但只要认真对待，坚持用药是可以治愈的。因为花斑癣菌生长在皮肤的最表浅层，外用的抗真菌药物均能奏效。为防止愈后复发，宜在病损痊愈后再用药2周，同时穿用防真菌衫裤，既可辅助治疗，又有预防作用。

②在治疗期间患者使用过的衬衣、衬裤、被单、枕套等都要进行消毒。消毒方法可用煮沸消毒（15～30min），或用开水烫洗后暴晒，以及用福尔马林熏蒸等消毒。

05 花斑癣会传染吗？

花斑癣是会传染的。是由糠秕马拉色菌感染表皮角质层引起的一种浅表真菌病，属于真菌性皮肤病。

06 花斑癣会遗传给下一代吗？

花斑癣并不是遗传病，发病因素都是后天的，所以患者也不要过于担心，但是花斑癣还是具有传染性的，所以在发现自己患了此病的时候，不仅要治疗，还要做好个人的卫生，避免因为自己的不注意，而传染他人。

（谢　敏）

第八章

脉管性皮肤病

第一节 婴儿血管瘤

01 什么是婴儿血管瘤?

婴儿血管瘤是由于血管内皮细胞过度增殖而形成的肿物,是婴儿最常见的良性肿瘤。一般在出生时或出生后不久出现,最早期的皮肤表现为红色的斑片。之后会有一个快速增殖期,在出生后的3个月内往往增长很快,此期称为早期增殖期。之后增长变缓,6～9个月为晚期增殖期。然后进入消退期,最终在几年内逐渐消退。

02 婴儿血管瘤有什么危害?

(1) **影响美观**：尤其是长在面部的血管瘤。

(2) **压迫器官**：对邻近组织或器官进行压迫,甚至影响其功能。

(3) **出血**：容易发生在增殖期、较大的、表面糜烂或外伤后的血管瘤。

(4) **溃疡**：容易发生在快速增长期的血管瘤,尤其是易于受外伤的部位或皮肤皱褶处。

(5) **瘢痕**：血管瘤溃疡愈合后或有些过度治疗会形成瘢痕,部分血管瘤自行消退后也可形成瘢痕。

(6) **感染**：多继发于发生溃疡的血管瘤。

03 婴儿血管瘤既然能自行消退，那还用治疗吗?

虽然婴儿血管瘤90%以上能自行消退，但是风险等级不同，引起的并发症和消退后的后遗症也不同，尤其是生长在口唇、鼻、眼周、生殖器、手足指端等部位的血管瘤，可能会影响邻近器官的功能，所以需要积极治疗，控制瘤体生长。发现孩子患有婴儿血管瘤，一定要及时就医，进行风险评估，以免错过最佳治疗时机，而造成严重的并发症和后遗症。

04 婴儿血管瘤有哪些治疗方法?

（1）**高风险血管瘤**：应尽早治疗，首选口服普萘洛尔，若有口服普萘洛尔的禁忌证，则系统使用糖皮质激素治疗。

（2）**中风险血管瘤**：应尽早治疗，早期可给予外用药或激光治疗；治疗过程中若瘤体继续生长或出现破溃，则遵循高风险血管瘤的治疗方案。

（3）**低风险血管瘤**：可先随诊观察，在6个月之内每月复诊，了解瘤体厚度及血供情况，若生长迅速则遵循中风险血管瘤的治疗方案。

05 婴儿血管瘤什么时候开始治疗最好?

对于高风险和中风险的婴儿血管瘤，越早治疗越好。因为婴儿血管瘤在3个月内为快速增长期，我们应该在这一时期把瘤体控制住，否则随着瘤体的增大发生严重并发症的风险也随之增加。一旦瘤体增长得很大，即便最后能消退，也会造成周围组织凹陷、皮肤松弛、瘢痕等后遗症，而影响美观或功能。

06 婴儿血管瘤能一次性根除吗?

由于血管瘤与周围组织的分界不是很清楚，即使是手术切除也很有可能复发。口服药、外用药、激光治疗都需要长期用药、定期复诊，至少随访 1～2 年的时间，甚至更长。

07 多大孩子可以吃普萘洛尔？要吃多久？

目前应用普萘洛尔的年龄一般为出生后 1 个月，若为早产儿建议足月后 4 周开始用药。若瘤体位于气道、鼻部等重要脏器周围，并在新生儿期已出现呼吸困难等症状时，需在密切监护下小剂量给药，如果患儿未出现明显不良反应，随着年龄和体重的增长再逐渐加至足量。用药时间越长，疗效越好，四肢、躯干、头皮部位用药至少 1～1.5 年；面颊、腮腺、耳周等部位至少用药 1.5～2 年；眼周、鼻部、口唇部位用药不少于 2 年。瘤体基本消退（肉眼和 B 超结果）是停药的指征，没用确切的停药年龄限制。

08 口服普萘洛尔是不是副作用很大？

口服普萘洛尔治疗婴儿血管瘤已经有 8 年的历史，不良反应发生率很低，主要是对心率、血压、血糖的负调控作用，所以加药的前 3d 是要住院监测的，观察 3d 没有明显的不良反应才可以回家用药，整个治疗期间家长都要监测心率、血压和血糖。

09 口服普萘洛尔有什么禁忌？

普萘洛尔为 β 受体阻滞剂，可作用于血管内皮细胞上的 β 受体，进而抑制血管内皮细胞的生长和增殖，亦可降低心肌细胞自律性、减慢心脏传导速度。因此，除了对本药过敏以外，心脏传导阻滞、重度或急性心力衰竭、窦性心动过缓、心源性休克、哮喘患儿都不能应用。

（蒋俊青）

第二节 鲜红斑痣

01 什么是鲜红斑痣？

鲜红斑痣，俗称红色"胎记"，其实是一种累及微静脉和毛细血管的血管畸形。典型临床表现为一个或数个淡红色至暗红色斑片，边缘不规则，压之可褪色，以头面、颈部多见，大多单发，少数为双侧（图8-2-1）。

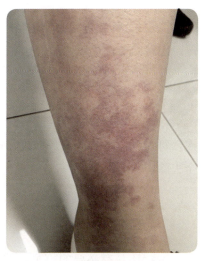

▲ 图8-2-1 鲜红斑痣

02 鲜红斑痣有哪些危害？

一是影响美观，进而引起心理障碍。二是影响其他组织器官，引起癫痫、青光眼、肢体发育畸形等。三是皮损较厚的有出血的可能。

03 鲜红斑痣能自行消退吗？

位于额部、上眼睑及枕后部的鲜红斑痣称为鲑鱼色斑，大部分能自行消退，其他部位的鲜红斑痣大部分不能自行消退。

04 鲜红斑痣怎么治疗？

单纯的鲜红斑痣治疗以激光为主，目前常用的是755nm翠绿宝石脉冲染料激光、585nm脉冲染料激光和1064nm长脉宽激光。一般每月治疗一次，连续治疗数次。但需注意，在采用激光治疗之前，需排除某些合并症，如覆盖面部偏侧的鲜红斑痣需排除青光眼和癫痫等症状，需排除 Sturge-Weber 综合征，以防诱发癫痫的发作；有肢体组织和骨肥大趋势的尽早采取约束治疗。

05 鲜红斑痣的最佳治疗年龄是什么时候？

鲜红斑痣治疗越早越好，因为随着年龄增长，皮损会增厚，出现结节，进而增加治疗难度同时降低治疗效果。

06 激光治疗鲜红斑痣效果如何？

激光治疗鲜红斑痣一次是不能治愈的，一般需要 6～8 次，每次间隔 4～6 周。效果只能说是改善，只有少数患者可以完全去除。

07 鲜红斑痣既然不能完全去掉，还有必要治疗吗？

治疗还是有必要的，尤其是对面积较大的鲜红斑痣，不仅能够改善美观问题，更重要的是能控制增生，减少远期并发症。

（蒋俊青）

第三节 蜘 蛛 痣

01 什么是蜘蛛痣？

蜘蛛痣或称蜘蛛状毛细血管扩张症，中央为粟粒大鲜红的丘疹状隆起，周围是放射状的毛细血管扩张，整体像一只红色的蜘蛛。皮损好发于面颈、躯干及手部（图 8-3-1）；伴发肝病者皮损往往多发；妊娠期妇女可发生大量皮损，一般产后 6 周内可消失。

第八章 脉管性皮肤病

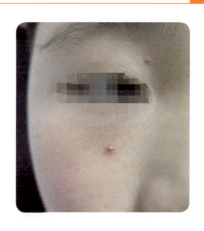

▶ 图 8-3-1 蜘蛛痣

02 为什么会患蜘蛛痣？

本病可以是先天性的也可以是后天性的。蜘蛛痣的形成原因不是特别清楚，目前认为和雌激素的代谢以及一些调节血管舒缩功能的因子有关。

03 有蜘蛛痣是肝脏不好吗？

因为肝功能异常可以造成雌激素代谢障碍，所以肝病患者容易长蜘蛛痣，但不是所有蜘蛛痣都是肝功能不好引起的。蜘蛛痣还常见于正常儿童和妊娠期妇女，尤其是单发的儿童，家长不用过度恐慌。

04 蜘蛛痣可以自行消退吗？

除了妊娠期妇女，大部分蜘蛛痣是不能自行消退的。

05 蜘蛛痣怎么治疗？

冷冻、微波、激光等均可治疗，部分可复发，经多次治疗复发者可局部切除。

（蒋俊青）

第九章

血管炎类皮肤病：过敏性紫癜

01 什么是过敏性紫癜？

过敏性紫癜（allergic purpura），是侵犯皮肤或其他器官的毛细血管及毛细血管后静脉的一种过敏性小血管炎。本病好发于下肢，临床上以皮肤或黏膜发生紫红色瘀斑、瘀点（图9-0-1），伴关节疼痛、腹部症状及肾脏损害为特征。

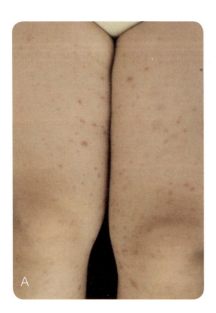 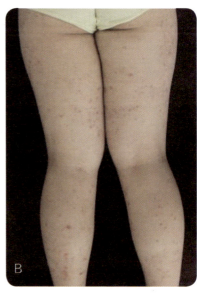

第九章 血管炎类皮肤病：过敏性紫癜

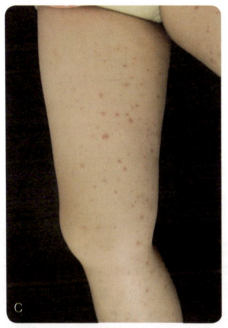
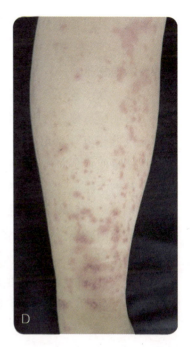

▲图9-0-1 过敏性紫癜

02 过敏性紫癜是什么原因引起的？为什么会出现皮肤紫癜？

病因可能与药物、食物、感染、免疫、化学因素、物理因素、遗传因素以及系统性疾病有关。

现代医学认为过敏性紫癜是由抗原抗体反应，免疫复合物在血管壁沉积，激活补体，导致毛细血管和小血管壁及其周围产生炎症，使血管壁通透性增高，从而产生紫癜和各种局部及全身症状。

03 过敏性紫癜分为几类？各有什么特点？

过敏性紫癜可分为单纯型、腹型、关节型、肾型。一般发病前1～3周常有上呼吸道感染等前驱症状，皮损以小腿伸侧为主，

113

严重者可累及四肢及腹部。

（1）**单纯型**：为大小不一的紫红色瘀点或瘀斑，指压不褪色，少数有水疱或血疱，3～5d可消退，易反复发生。

（2）**腹型**：除了皮肤的表现，约2/3的过敏性紫癜患儿可以出现消化道症状，称为"腹型紫癜"。常伴有阵发性脐周绞痛的症状，也可波及腹部其他部位，严重的时候可伴有恶心、呕吐等不适。出现腹型紫癜症状是本病"急症"表现，患儿有发生肠套叠、肠梗阻、肠穿孔及出血性小肠炎等严重并发症的可能，严重者危及生命。

（3）**关节型**：除了上面提到的"腹型紫癜"，一部分患儿还可能出现关节周围肿胀、伴关节痛，称之为"关节型紫癜"。这一症状多数是一过性的，很少出现永久性损害。

（4）**肾型**：过敏性紫癜的患儿肾脏损害很常见，2%发展成迁延性肾损害，但如果本身就有肾炎或肾病则机会增加，可出现肉眼血尿、显微镜下血尿、蛋白尿或管型尿等，称之为"肾型紫癜"。伴随的肾脏损害可发生于过敏性紫癜病程的任何时期，但以皮肤出现紫癜样损害后2～4周多见，这也是为什么在孩子皮疹消退后，医生仍需嘱咐家长随诊，而且定期复查一段时间"尿常规"的原因。如肾脏受累程度较重，尿蛋白持续两个加号以上，家长应带孩子肾脏内科就诊。

04 过敏性紫癜如何治疗？

（1）**一般治疗**：急性期患儿需要卧床休息。腹痛时适当限制饮食，必要时避免动物蛋白饮食。

（2）**抗感染治疗**：如有明显感染，尤其是链球菌感染，应给予足量有效抗生素，注意寻找并去除致敏因素。

（3）**系统治疗**：如皮损范围较大或伴严重胃肠道、关节及肾损害的患者应于医生指导下给予系统糖皮质激素及免疫抑制剂治疗。

第九章 血管炎类皮肤病：过敏性紫癜

（4）对症治疗：如有腹痛者应用解痉挛药物。关节痛者可口服非甾体抗炎药。单纯皮肤型过敏性紫癜的患儿，可以给予抗组胺药、复方芦丁、双嘧达莫（潘生丁）、钙剂、维生素C等治疗。

（5）定期随诊：检测血常规和尿常规，水肿明显，尿蛋白持续++以上，应到肾内科随诊。

05 过敏性紫癜如何预防调护？

避免服用可致敏的药物和食物，忌食辛辣发物。防止上呼吸道感染，如有感染病灶，应加以去除。注意患病期间卧床休息，加强皮肤护理，防止外伤。

06 过敏性紫癜需要忌口吗？

避免可以过敏的食物以及药物，忌辛辣发物，避免食用坚硬的果壳类食物，饮食应清淡，少量多餐，以柔软易消化的食物为主，保护胃肠道。

07 过敏性紫癜预后怎么样？易复发吗？

本病常呈反复过程，多数数周至数月治愈，但也有持续1年以上者。本病的病程长短与急性期的严重程度、重要脏器有否受累、是否反复发作等因素有关。单纯皮肤型和关节型者病程较短，1～2周。腹型者病程3～5周，肾型病程最长，最长达5年以上。

（王冰洁）

第十章

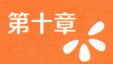

遗传角化性皮肤病

第一节 鱼鳞病

01 鱼鳞病究竟是什么病?

鱼鳞病(ichthyosis)是一组角化障碍性皮肤疾病,主要表现为皮肤干燥伴有(或)细胞脱落减少。又称为"蛇皮病",状似蛇皮和鱼鳞斑片,轻者毛孔阻塞,导致皮肤油脂分泌障碍,干燥无汗。

02 为什么会患鱼鳞病?是血液有问题吗?

鱼鳞病与遗传相关,多为家族遗传,少部分与基因突变相关。不同临床类型的鱼鳞病致病基因和遗传方式不同。

(1) **寻常型鱼鳞病**:为具有不全外显率的常染色体显性遗传,目前认为是基因突变导致,发病率较高。

(2) **性联隐性鱼鳞病**:为 X 染色体隐性遗传,在全球男性新生儿发病率为 1/9500 ~ 1/2000。

(3) **板层状鱼鳞病**:为常染色体隐性遗传,细胞粘连和细胞被膜蛋白交联缺陷,在全球存活的出生儿中发病率为 1/300 000 ~ 1/200 000。

(4) **表皮松解性角化过度鱼鳞病**：为常染色体显性遗传，致病基因与角蛋白1（K1）和角蛋白10（K10）基因突变有关，使角化异常，表皮松解。

(5) **先天性非大疱性鱼鳞病样红皮病**：为常染色体隐性遗传，与编码油脂氧化酶、脂氧合酶12等基因突变有关。

(6) **迂回性线状鱼鳞病**：为常染色体隐性遗传，据报道发病率为1/50 000。

(7) **丑胎**：为常染色体隐性遗传，部分是与编码ATP结合转运子A12蛋白的ABCA12基因突变有关。

(8) **胶样婴儿**：为常染色体隐性遗传，与出生后不适应外界环境相关，因其为多种先天性鱼鳞病的早期表现，因此发病因素各不相同。

(9) **西门子大疱性鱼鳞病**：为常染色体显性遗传，由基因突变所致。

03 鱼鳞病都有哪些表现？怎么才知道是不是鱼鳞病？

(1) **寻常型鱼鳞病**：此型临床多见，症状较轻，亲代一方或双方患病则家中常有患者，但无性别差异。常自幼年发病，成年后症状减轻或消失。皮损表现轻重不一，轻者仅冬季皮肤干燥，无明显鳞屑，搔抓后有粉状落屑（图10-1-1A）。常见者除皮肤干燥外，尚可见灰褐色或深褐色菱形或多角形状鳞屑，中央固着，边缘游离（图10-1-1B～D）。本病多发生于身体的伸侧与躯干，尤其以肘膝伸侧为著。屈侧较少，手背常有毛囊性角质损害，伴有掌跖角化过度。一般头皮、颜面、腮部、腋下、肘窝、外阴及臀裂常不被侵犯。冬重夏轻。患者常有异位性体质，如哮喘及枯草热等。

(2) **性联隐性鱼鳞病**：本病较少见，由于本病的基因在X染色体上，故几乎全部是男性，多于出生后3个月发病。皮损与上型略不同，鳞屑大而显著，呈黄褐色或污黑色大片鱼鳞状，皮肤干燥粗糙，

儿童常见皮肤病

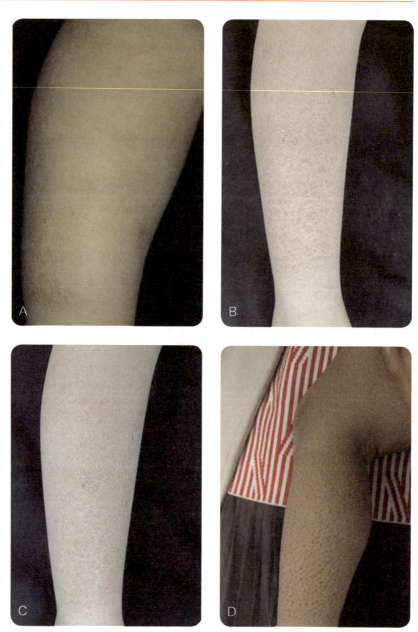

▲ 图 10-1-1　寻常型鱼鳞病

第十章 遗传角化性皮肤病

皮损可局限或泛发，颈前部、四肢伸侧、躯干常受累，如面部受累，则仅限于耳前及颜面侧面。幼儿期腋窝、肘窝等部亦可受累，成人期腘窝可受累，颈部受累最重，躯干部腹部较背部严重。一般不发生毛囊角化。掌跖皮肤正常。夏季减轻。皮损不随年龄增长而减轻，有时反而增剧。角膜后壁及后弹性层膜上可有小浑浊点，不影响视力。可有隐睾症，骨骼异常等。

（3）**板层状鱼鳞病**：系常染色体隐性遗传，非常少见。出生后全身即为一层广泛的火棉胶状的膜紧紧地包裹，2～3周后该膜脱落，皮肤呈广泛弥漫性潮红，上有灰棕色四边形或菱形大片鳞屑，中央固着，边缘游离。往往对称性发于全身躯干及四肢，包括皱褶部。掌跖过度角化，病程经过迟缓，可终身存在，至成年期红皮症可减轻，但鳞屑仍存在。1/3患者有严重的睑外翻、唇外翻。

（4）**表皮松解性角化过度鱼鳞病**：又称大疱性鱼鳞病样红皮病，临床少见。出生时或出生后几小时，出现泛发性红斑鳞屑，鳞屑脱落后全身红皮，广泛分布的大疱、水疱，愈合后无瘢痕。随年龄增长，水疱和红皮逐渐减轻消退，表现为疣状角化过度，特别是腋窝、肘窝、腘窝、腹股沟等屈侧和间擦部位。

（5）**先天性非大疱性鱼鳞病样红皮病**：出生时即婴儿被包裹在羊皮纸样或火胶棉样的膜内，活动受限，伴睑外翻。24h内出现裂纹和剥脱，10～14d后，出现大片角质板剥离，同时快速好转。随着膜的剥脱，见其下红斑和鳞屑，通常为全身性，可累及面部、掌跖部和屈侧部，鳞屑较大，在腿部呈板状，躯干部、面部和头皮则较细小。瘢痕性脱发、甲营养不良和睑外翻常见，并常伴有色素性视网膜炎。此外本病有发展成皮肤癌的可能，包括基底细胞癌和鳞状细胞癌。

（6）**迂回性线状鱼鳞病**：躯干和四肢近端泛发性多环状匍形性皮疹，外围有增厚、变化缓慢的角质边缘，腘窝和肘窝的屈面苔藓形成或角化过度。一些病例可发生松弛型角层下水疱，掌跖多汗。

大多数病例可见竹节发。本病常同时存在特应性皮炎。随年龄增长，皮肤和毛发逐渐好转，但皮肤仍干燥，脱细屑。

（7）**丑胎**：较重，易致死。出生时就有"盔甲状"皮肤覆盖全身，伴有裂纹。耳、眼、唇被厚角质所覆盖，呈"O"形嘴。此病多见死胎或出生后因呼吸、喂养困难而死亡。

（8）**胶样婴儿**：出生时，全身被紧束的羊皮纸样或胶样膜覆盖，肢体受限，四肢，手指呈半屈曲状而足趾呈屈曲分开。眼睑、口唇外翻，鼻孔堵塞，耳变形。婴儿全身广泛受累，以屈侧为重，待胶样膜脱落后继发红皮病，相应的睑外翻、肘外翻、耳皱褶现象渐恢复。本病婴儿除有早产之外还会伴发其他的鱼鳞病。

（9）**西门子大疱性鱼鳞病**：出生时伴发水疱，水疱过后呈苔藓样角化过度，水疱是由于皮肤脆弱引起，随着年龄的增长，水疱渐少，无红皮病。

对于此类皮肤的诊断如下：①有家族史。②皮损表现。③组织病理改变：显性遗传性鱼鳞病表皮中度角化过度，伴颗粒层变薄或消失；性联锁寻常鱼鳞病角化过度，颗粒层正常或稍厚；表皮松解性角化过度或颗粒变性。

04 鱼鳞病有哪些治疗方法？

对于本病的治疗并没有特效疗法，根据各型鱼鳞病、部位及皮损的严重程度给予相应的治疗。

（1）**一般治疗**：主要为对症治疗，外用保湿剂使皮肤滋润，改善患者生活质量。常用的润肤剂包括含有二甲硅油、维生素E、甘油等成分的制剂，可选用的产品品牌有丝塔芙、雅漾、艾维诺、玉泽等。

（2）**外用药治疗**：对于寻常型鱼鳞病、性联锁鱼鳞病、板层状鱼鳞病等均可外用油脂霜剂、尿素等保湿，以改善皮肤干燥、减少水分、蛋白的丢失；有瘙痒现象需要外用润肤剂，减轻瘙痒。对于

第十章 遗传角化性皮肤病

先天性非大疱性鱼鳞病表皮剥脱阶段，需要大量使用润肤霜，保湿并预防感染。表皮松解角化过度症及西门子大疱性鱼鳞病外用 0.1% 的维 A 酸霜加抗生素预防感染。

（3）**口服药治疗**：严重的鱼鳞病患儿需要口服维 A 酸或大剂量维生素 A。严重的板层状鱼鳞病可考虑短期口服 13- 顺维 A 酸或阿维 A。

05 怎样预防鱼鳞病呢？

（1）由于鱼鳞病是一类遗传性皮肤病，有家族史的准父母，尤其性联锁的隐性遗传的鱼鳞病，为生育健康宝宝，必须进行产前咨询，必要时去做产检，如羊水穿刺。

（2）针对患儿，一定要做好皮肤护理，避免感染，性联锁鱼鳞病要特别注意眼部、生殖器继发疾病。

（3）丑胎、胶样婴儿因皮损面积大，重点在加强支持治疗，提高生存率，提高生活质量。

（4）正确选择治疗方案，针对患儿心理及时做好疏通。

06 鱼鳞病会根除吗？有没有什么偏方治疗？

鱼鳞病因是遗传性疾病，只要家族有基因携带或疾病表现，遗传给后代的可能性很大，只要患病就是终身问题。到目前为止只能缓解，改善皮肤干燥的情况，并不能根除。

偏方之所以称为偏方，是没有经过任何科学实验验证的。别轻信偏方，要选择正确的治疗，别因小失大。

07 鱼鳞病会传染吗？生活上要注意什么吗？

鱼鳞病是一类与遗传相关的疾病，只与家族遗传有关，并不会传染。在生活上跟正常人没有差异。鱼鳞病是由于体内基因突变所导致的皮肤的损害，与外界因素无关，因此食材对其也无影响，平时多注意皮肤的护理是主要任务。

（张宝兰）

第二节　掌跖角化病

01 什么是掌跖角化病？

掌跖角化病又称掌跖角化症，是一组以掌跖皮肤增厚，角化过度为特点的一组慢性皮肤病。手掌、脚掌皮肤肥厚、变硬、有裂隙、不易愈合，走路疼痛，可掌跖的局部受累，也可整个掌跖受累。

02 为什么会患掌跖角化病？

该病分为先天性和后天获得性，多数为先天性，为致病基因所导致。为常染色体显性或隐性遗传。获得性与炎症、感染、药物及全身性疾病有关。

03 掌跖角化病有什么特点呢？

掌跖角化病按其临床分型分弥漫性、局限性、斑点状三类：

（1）**弥漫性掌跖角化病**：一般多在出生不久开始发病，轻者仅是皮肤粗糙，重者掌跖出现弥漫性斑块状、边缘清晰的黄色增厚角质，或呈疣状增厚，可有皲裂及疼痛。手足背可受累，足弓一般不受累，肘膝不常累及。

（2）**局限性掌跖角化病**：主要表现在掌跖摩擦受力的部位，呈现环状或者线状损害。

（3）**点状掌跖角化病**：一般多在20～30岁或以上的年龄出现，表现为双手掌及双足跖高出皮面、分散分布的、圆形或椭圆形的角质性丘疹。

（4）**伴随症状**：是否伴发其他疾病，如耳损害、心脏损害、胃肠道损害、甲损害等，都有助于诊断，如伴有食管癌，则称为豪威尔 - 埃文综合征；伴有牙周病的称帕皮水 - 勒菲弗综合征。

04 掌跖角化病该怎么治疗呢？

掌跖角化病有原发与继发的区别，治疗根据皮损严重程度及有无其他合并症有所不同，但到目前为止没有特效药。

（1）**外用药治疗**：外用药主要以润肤、剥脱角质等药物为主，润肤剂主要包括甲基硅油、20%～30%尿囊素，除单纯外涂外，还可采取封包等方法促进润肤剂的吸收；角质剥脱剂包括水杨酸软膏、0.05%～0.1%维A酸软膏，可明显改善角质层厚的症状。

（2）**口服药治疗**：常用的药物为阿维A，属维A酸类药物，常用于非表皮松解性掌跖角化病，但该药具有抑制腺体分泌、抑制骨骼生长、影响肝肾功能等副作用，因此在口服药物治疗过程中需定期复查血尿常规、肝肾功能、骨龄等。

（3）**中医药治疗**：中医中药具有辨证施治的优势，可选择养血润燥药物口服及外用，可辅助改善临床症状，常用的药物包括鸡血藤、白蒺藜、熟地黄等。

05 掌跖角化病需要注意什么？怎样预防掌趾角化病的复发？

孩子爱动是天性，因此这里需要家长多注意，尽可能地避免受伤。洗漱时尽量用温水冲冲泡泡就好，不用碱性肥皂或矿物油等刺激性物质，忌挠、抓、烫，洗后多用润肤和软化角质的外用药。多食蔬菜、水果。准父母应做产前咨询。

06 掌跖角化病会传染吗？能治好吗？

本病是由于遗传基因异常出现的皮肤损害，因此不会通过其他日常介质来传染的。

先天性掌跖角化病虽然找到相关基因，但是并没有相应的基因治疗措施，而获得性的到目前也没有特效药治疗，因此本病只能缓解，但不能完全去根。

（张宝兰）

第三节　毛发苔藓

01 什么是毛发苔藓？

毛发苔藓（lichen pilaris）又叫毛周角化病或毛发角化病，是一种慢性毛囊角化性皮肤病，其特征为在漏斗状毛孔内有一个小的角栓，大如针头与毛孔一致的角化性丘疹。

02 毛发苔藓的病因是什么？

病因未明，本病是独立的一种皮肤病或其他疾病的一种症状之一，前者因人群中50%左右均有，可看作生理现象，后者可继发于Cushing综合征、甲状腺功能不全、维生素A缺乏等。

本病发生与遗传相关，为常染色体显性遗传病，伴有可变的外显率。发病与18号染色体短臂上的一个基因易位与缺失有关，女性患者为X连锁显性遗传型。

03 毛发苔藓有哪些表现？

（1）好发于上臂及大腿伸侧，也可见于臀部、肩胛、面部、腹部甚至全身。

(2)针头至粟粒大小的毛囊性丘疹,皮肤色,不融合,顶端有淡褐色角质栓,角质栓内含盘曲的毛发,剥去角质栓,可出现一个微小的凹窝,但很快又可形成角质栓。对称分布,患者皮肤多干燥,受累部位粗糙感,形如鸡皮。常有毛囊周围红斑,有的病例仅见毛囊性红斑而不见角栓,严重受累的毛囊可以出现一个微小脓疱。

(3)一般无自觉症状,偶有轻度瘙痒。

(4)冬重夏轻,儿童期发病,青春期达高峰,以后随年龄的增长可逐渐减轻。

(5)特殊类型:面部萎缩性毛发角化症和眉部瘢痕性红斑。前者为微小的毛囊角化性丘疹,对称分布在耳前方的颊部甚至额部,或伴网状萎缩。后者位于眉毛部,甚至累及额、颊、头皮部的持久性红斑和毛囊角化性小丘疹,丘疹中央眉毛变细、折断,愈后留有萎缩性点状瘢痕伴永久性眉毛脱落。

04 毛发苔藓如何治疗?

本病预后良好,一般无须治疗。影响美观时,可局部外用润肤剂或维A酸乳膏、水杨酸软膏等以软化或融化角质,或行矿泉浴等可使症状改善。病情严重者可口服维生素A、维生素E或维A酸类药物。

05 毛发苔藓患者日常生活中要注意什么?

本病与遗传相关,无须特殊预防。多吃富含维生素A、维生素E的水果、蔬菜,忌食辛辣刺激的食物。忌用碱性去污剂及过热的水洗澡。忌用刺激性强的外用药物。

06 毛发苔藓患者需要忌口吗?饮食上需注意什么?

本病与饮食没有明确的关系,不需要强调忌口。有报道与维生素 A 缺乏相关,可适当增加富含维生素 A 的蔬菜水果,如苹果、梨、香蕉、西瓜、甜瓜、动物肝脏、白菜、番茄、茄子、黄瓜、南瓜等。

07 毛发苔藓能完全消退吗?

本病随年龄增长会逐渐减轻,一般很难完全消退如正常皮肤,但不会对健康有影响。特殊类型的毛发苔藓即面部萎缩性毛发角化症和眉部瘢痕性红斑,可出现萎缩、瘢痕及永久性眉毛脱落。

08 毛发苔藓传染吗?有遗传吗?

本病无传染性,属于常染色体显性遗传疾病,有遗传性。

09 毛发苔藓患者皮肤如何护理?

不可用手挤压或抠抓患处,以免局部出现更严重的炎症或色素沉着。不能使用刺激性较强的洗洁剂,应避免外用有刺激性或毒性的药物。保湿护肤液可以长期使用,保持皮肤湿润,保护皮肤屏障功能完整。

(卢增珍)

第四节 小棘苔藓

01 什么是小棘苔藓?

小棘苔藓(lichen spinulosus)又叫棘状角化病、棘状毛囊角化病或棘状毛发苔藓,是针尖大小毛囊性角化丘疹,顶端有一丝状角质小刺,群集成片为特征的角化性皮肤病。中医称本病为"肉刺皮"。

02　小棘苔藓发病原因是什么？

（1）西医观点：本病的病因未明，发病机制不清，应用维生素 A 治疗后，症状好转或痊愈，故有学者强调本病与维生素 A 缺乏有关；本病主要见于男性儿童，很少发生于成年人，在家族中有显性遗传的病例，故认为可能是毛发苔藓的亚型；许多疾病可出现类似小棘苔藓的皮损，故认为本病可能是机体对药物、感染或代谢障碍的一种反应；泛发性小棘苔藓可能与 HIV 感染有关。

总之，病因不是很明确，考虑与遗传、感染、代谢等因素相关。

（2）中医观点：本病由先天禀赋不足，脾失健运，痰湿内生，蕴阻肌腠，致营卫失和而成，或日久肌肤失于气血濡养，血虚生风，痰瘀互结而发病。

03　小棘苔藓的特点是什么？

（1）多见于儿童，成年人少见。

（2）针头大小的毛囊性丘疹，皮肤色或淡红色，不融合，中央有细丝状角质小棘，去除棘突露出漏斗状小窝，触之粗糙刺手，群集成片，形成圆形、卵圆形或不规则片状，直径达 2～5cm。

（3）好发于颈部、上臂伸侧、腘窝、臀部，偶见泛发全身。

（4）一般无自觉症状，偶有轻度瘙痒。

（5）皮疹突然出现，持续数月，少数可达 1 年及以上，病程缓慢，但大部分可自行消退。

04　小棘苔藓如何治疗？

（1）西医观点：本病预后良好，一般无须治疗。局部外用润肤剂或维 A 酸乳膏可使症状改善。瘙痒明显者可外用糖皮质激素。

（2）中医观点：本病中医总的治疗法则：痰湿蕴阻证宜健脾益气，化痰散结；血虚风燥证宜养血润燥，逐瘀散结。具体可选中药、中成药、针灸或外用黄柏霜、生肌玉红膏等治疗。

05 小棘苔藓患儿日常生活中需要注意什么？

本病无须特殊预防，也不是传染性疾病。饮食注意多吃富含维生素 A、维生素 E 的水果、蔬菜，忌食辛辣刺激的食物。洗澡忌用碱性去污剂及过热的水。忌用刺激性强的外用药物。

06 小棘苔藓患者需要忌口吗？饮食上需注意什么？

本病与饮食没有明确的关系，不需要盲目忌口，但辛辣刺激性食物易助湿生痰尽量避免。本病病因与维生素 A 缺乏相关，可适当增加富含维生素 A 的蔬菜、水果，如苹果、梨、香蕉、西瓜、甜瓜、动物肝脏、白菜、番茄、茄子、黄瓜、南瓜等。

07 小棘苔藓能完全消退吗？有传染性吗？

病程一般是数月，甚者达一年以上，随时间可逐渐减轻，直至完全消退。本病无传染性，但有遗传倾向。

08 小棘苔藓如何进行皮肤护理？

不可用手挤压或抠抓患处，以免局部出现更严重的炎症或色素沉着。保湿护肤液可以长期使用，保持皮肤湿润，保护皮肤屏障功能完整。

（卢增珍）

第十一章

色素障碍性皮肤病

第一节 白癜风

01 白癜风究竟是什么病?

白癜风（vitiligo）为较常见的难治疾病，临床上以皮肤、黏膜和毛囊的黑素细胞缺失为特征。其黑素细胞破坏的机制目前尚不清楚，可能与自身免疫、遗传、黑素细胞自身破坏、神经精神因素和角质形成细胞功能障碍等多种因素有关。中医学在清代《医宗金鉴·外科心法要诀》提出了"白驳风"的病名。中医学认为，本病初期多因外风入侵导致气血失和，风血相搏，从而致气血瘀阻，皮肤不荣导致白斑，中期多因肝郁气滞，而后期多为肝肾阴虚肌肤失荣。

02 为什么患白癜风?

白癜风发病原因目前尚不完全清楚，有以下几种学说。

（1）**自身免疫病学说**：白癜风患者血清中产生了抗黑素细胞的抗体，同时患者血清中还有多种自身抗体（抗甲状腺抗体及抗核抗体），这些抗体与病变活动、皮损面积呈正相关。活动期患者细胞免疫功能也有紊乱状况，同时自身免疫性疾病患者中白癜风发生率较正常人高10～15倍。

(2) **黑素细胞自毁学说**：黑素细胞生成黑素过程中产生的一些对黑素细胞有毒的中间产物（单酚或多酚类化合物），造成黑素细胞的破坏或损伤。由于职业等因素，接触或吸收上述化学物品亦可诱发白癜风。

(3) **神经化学因子学说**：约2/3的患者发病及病情发展与精神创伤、过度劳累、焦虑有关，有些白癜风损害对称或沿神经节段分布，可能与黑素细胞周围的神经化学物质增加使黑素细胞损伤或抑制黑素形成有关，表明神经精神因素与白癜风密切相关。

(4) **遗传学说**：部分患者有家族聚集现象，目前被认为属于多基因疾病范畴，在遗传和环境因素共同作用下发病。

(5) **中医学认识**：中医学认为白癜风的发病机制有风湿袭表，肝气郁结，肝肾不足，气血不足，瘀血阻络，最终结果是气血失和，肌肤失养引发白癜风。

03 白癜风的特点有哪些？

(1) 白癜风为后天发生，无明显性别差异，任何年龄均可发病，以青壮年多见，约50%的患者20岁以前发病。部分患者有明显季节性，一般春末夏初病情发展加重，冬季缓解。任何部位均可发生，但好发于暴露及摩擦部位，如颜面部、颈部、手背、腕部等。部分患者白斑沿神经节段单侧分布，少数患者皮损泛发遍及全身。

(2) 皮损初发时为一片或几片色素减退斑，境界不清，逐渐扩大为境界清楚的色素减退斑，呈乳白色，白斑中可出现散在的毛孔周围岛状色素区（图11-1-1）。白斑中毛发可变白，亦可正常（图11-1-2）。发生于头部者可仅有白发而无白斑。大多数患者无自觉症状。病程慢性迁延，有时可自行好转或消退。

第十一章 色素障碍性皮肤病

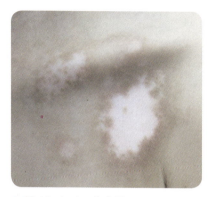

▲ 图 11-1-1 白癜风

▶ 图 11-1-2 白癜风：皮损区睫毛变白

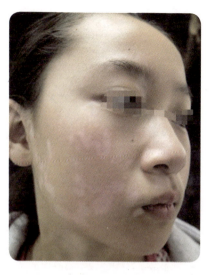

04 白癜风的分型有哪些？

白癜风分为节段型、非节段型、混合型及未定类型白癜风。其中非节段型白癜风包括散发型、泛发型、面肢端型和黏膜型。

05 白癜风需要做的检查有哪些？

（1）伍德灯：典型皮损在伍德灯下呈瓷白色，并可见亮白色荧光。

（2）皮肤CT：疾病进展期表皮基底层黑素细胞明显减少，晚期黑素细胞完全缺失。白斑边缘或早期皮损的真皮浅层可见淋巴细胞和组织细胞浸润。

（3）甲状腺功能、自身免疫功能等检查：有助于排除其他伴发疾病。

06 白癜风需要与哪些疾病相鉴别？

根据后天性乳白色脱色斑，无自觉症状，不难诊断此病，但需与单纯糠疹、玫瑰糠疹、贫血痣、无色素痣、炎症后色素减退、结节性硬化病、斑驳病等相鉴别。

07 白癜风的治疗方法有哪些？

本病治疗方法及药物种类很多。一般皮损面积小，发生在曝光部位，病程短者治疗效果较好。本病早期应积极治疗，最好采用综合疗法，且疗程至少3个月。

（1）**糖皮质激素**：对泛发型白癜风进展期损害，尤其对应激状态下皮损迅速发展及伴有自身免疫性疾病者，系统用糖皮质激素有较好疗效。对局限性、早期损伤，可局部应用糖皮质激素。

（2）**光疗及光化学疗法**：308nm准分子激光或311nm窄谱UVB照射是目前公认的操作简便、副作用小、疗效确切的治疗方法，可安全用于儿童。局部外涂光敏药物（8-甲氧补骨脂等）+日晒是一种疗效好、实用性强的治疗方法。

（3）**免疫抑制剂**：2岁以上儿童可以外用钙调磷酸酶抑制剂，包括他克莫司软膏、吡美莫司乳膏。

（4）**维生素D3衍生物**：如卡泊三醇及他卡西醇。可以和光疗、外用激素或钙调磷酸酶抑制剂等联合使用。

（5）**表皮移植**：适用于稳定期白癜风患者，尤其适用于局限型和节段型白癜风患者。该法是将正常皮肤部位的皮肤进行吸疱，也就是将正常皮肤吸出后移植在病灶处并固定，使得色素细胞生长以供应病灶区细胞黑素颗粒。

（6）**脱色治疗**：主要适用于白斑面积大于95%的患者，把残余的少数正常皮肤中黑素细胞用激光破坏，使皮肤全部变白，均匀一致。

（7）**中医中药**：进展期以驱邪为主，疏风清热利湿，疏肝解郁；稳定期以滋阴补肾、活血化瘀为主。该病为中医中药治疗的优势病种，通常采用柴胡、白芍、补骨脂、当归等疏肝养血。

（8）**遮盖疗法**：适用于暴露部位，改善美观。对于皮疹发生在暴露部位且对美观要求较高者，可采用此方法改善美观，常用的为盖百霖，此种药物无明显副作用，可有效防水。

08 白癜风的预防措施有哪些？

（1）**均衡饮食**：这点非常重要，白癜风的黑素细胞合成的黑色素来源于蛋白质中的氨基酸，其中酪氨酸和苯丙氨酸是黑素合成的重要原料，所以蛋白质的摄入有利于色素的合成，此外，富含维生素C和维生素E的饮食通过抗氧化应激对白癜风的黑素细胞具有保护作用，因此不提倡控制维生素C的输入。可以正常食用富含维生素C的水果，饮食不需要禁忌。

（2）**加强体育锻炼**：白癜风与风邪入侵，血瘀皮里，而《内经》有"风雨寒热不得虚，邪不能独伤人"，又"正气存内，邪不可干"，这些都说明外邪之所以侵入人体，正气虚是根本，因此，锻炼身体，保持正气的充沛，对于固护肌表，增强卫气的卫外功能，让卫气"温分肉，充皮肤，肥腠理，司开阖"，邪不得入，血不得瘀，从而有利于白癜风的恢复。

（3）**调畅情志**：七情内伤，尤其情志不畅，导致肝气郁结，气滞则血滞，皮肤失荣。因此调节自己的情志，让气血通畅，脉络不瘀阻。此外，中医学认为"恬淡虚无，真气从之"，说明调节情志，对于正气的恢复极其重要。

09 白癜风有无传染性？

此病无传染性。白癜风是因色素代谢障碍而发病，不是由病原体引起。患者和健康人都应对此有所认识，不要"戴有色眼镜"。在日常人际交往中，患者常有一种自卑感，不愿接触熟人，尤以暴露部位发病者更甚。作为健康人，要主动和患者交往，理解他们，帮助他们树立生活的信心，使他们早日康复。

10 白癜风会不会遗传？

临床观察，白癜风有一定的遗传性，但是概率很小，国内报道患者有阳性家族史者仅占3%～14.2%，遗传只是白癜风发病的一个相关因素，另外环境、精神状况、工作种类、生活方式等方面在白癜风的发病中也有着重要影响。

11 强烈的阳光暴晒后为什么易发白癜风？

有些患者是在阳光暴晒后发病或复发，其可能原因我们认为，一是暴晒后的黑色素细胞功能亢进，酪氨酸及多巴氧化的中间物质遭受破坏，使黑色素被破坏；二是细胞本身可合成黑色素的中间物质过度产生或积聚，而损伤黑色素细胞，从而发生白斑。

12 婴幼儿发现有块白斑，会是白癜风吗？

婴幼儿皮肤上出现白斑有几种可能：

（1）**无色素痣**：出生就有，形状可不规整，呈花边状，不规则状。

（2）**贫血痣**：出生就有。用塑料尺子一压，患处皮肤与周围皮肤颜色一致。而无色素痣压后与周围皮肤颜色仍不相同。

（3）**炎症后色素减退斑**：原有炎症消退后出现，故患处常先出现红斑、丘疹、脱屑等皮损，而后出现白斑，白斑慢慢可恢复。

（4）**白癜风**：出生后出现。开始一般较小，可逐渐增大。

13 白癜风能在短时间内治好吗？要忌口吗？

除了表皮移植外，白癜风的治疗无速成法！无论外用药还是光疗均需要几个月，有时甚至更长，所以需要有耐心。一般说来，病程越短，治疗效果越好。该病不必忌口。

14　外伤能引起白癜风吗？

有一部分白癜风患者发病或病情加重，其直接诱因就是外伤。外伤包括机械创伤、烧伤、冻伤、腐蚀伤等损害。这是因为，人体受伤后，使机体局部处于高度应激状态，导致神经纤维受损，内分泌紊乱，免疫功能下降。这种机制上的变化直接影响了黑色素的形成，最终引起白癜风。

15　正确认识疾病，保持情绪稳定！

患者应对白癜风有正确的认识，白癜风不具有传染性，是可以治疗的皮肤病，不必过于恐惧。生活中要保持开朗豁达，避免焦躁、忧愁、思虑、悲哀、恼怒等不良情绪刺激。注意锻炼身体，避免机体生物钟紊乱、神经内分泌失调。日常学习工作避免过度劳累。

16　坚持正规治疗，不要有病乱求医！

不少患者或患者家长经常关注各种白癜风广告，往往跟着广告走，今天试一种疗法，明天试一种疗法，结果是花钱不少，疗效不好。患者应该坚持早期治疗、规范治疗、坚持治疗。一般来说，年龄小、病程短、面积小者易治；年龄大、病程长、面积大者难治。因此，争取早期治疗是治愈白癜风的一个重要环节。白癜风治疗有一定难度，治疗尽可能采取个性化的综合疗法。许多患者在治疗3个月左右方可见效，因此，一般以3个月为1个疗程，患者应在治疗3个月后再做疗效评估。

（张小艳）

第二节 咖啡斑

01 咖啡斑究竟是什么病?

咖啡斑又称牛奶咖啡斑（cafe-au-lait-spots），病因不清，正常人群发病率为10%～20%，少数可与多发性神经纤维瘤病、结节硬化病或Albright综合征等合并发生。该病出生时即有或从幼儿期开始出现，全身任何部位均可发生，皮损为数毫米至数厘米大小的淡褐色斑，边缘规则，形状不一，表面光滑（图11-2-1）。患者出现6个或6个以上直径＞1.5cm的咖啡斑时（青春期前患者直径＞0.5cm），提示有神经纤维瘤病的可能。

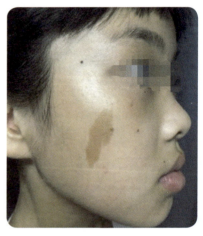

▲图11-2-1 咖啡斑

02 咖啡斑随着年龄的增长能自然消退吗?

咖啡斑不会消退。咖啡斑属于色素增加性皮肤病，它会随着孩子身体的长大而逐渐增大，在儿童期，咖啡斑的数目可能会越来越多。

03 咖啡斑会遗传吗?

咖啡斑有遗传性，但不是百分之百遗传。咖啡斑可分为两大类，一类是单纯性咖啡斑，大多数患者都属于这种类型。它有一定的遗传性，但概率并不高，而且有些还是隔代遗传。另一类是

第十一章 色素障碍性皮肤病

并发性咖啡斑，是作为神经纤维瘤的外在症状而存在，发病率很低。此类咖啡斑往往数目较多、面积较大，遗传性也非常高。但是，它的遗传性主要是与神经纤维瘤"捆绑"在一起，随着并发症的遗传而遗传。

04 为什么会患咖啡斑？

目前咖啡斑的发病机制还不清楚，通常很多的皮肤病都跟日晒有很大的关系，但是咖啡斑与日晒并无关系。尽管咖啡斑在正常人群中不少见，但也有可能是系统性疾病的一种标志，如神经纤维瘤病、多发性黑子综合征、共济失调毛细血管扩张症、Waston 综合征、Albright 综合征、Russell-Silver 侏儒症等。

05 咖啡斑有哪些治疗方法？

一般不需要治疗，出于美观考虑，可试用 694nm Q 开关红宝石激光或 755nm Q 开关翠绿宝石激光等治疗。

（张小艳）

第三节 太 田 痣

01 太田痣是一种什么病？会遗传吗？

太田痣又称眼上腭部褐青色痣，眼皮肤黑素细胞增生，是波及巩膜及同侧三叉神经分布区的蓝褐色斑片损害（图 11-3-1）。可能与遗传相关，属常染色体显性遗传，胚胎在发育期间，黑素细胞由神经嵴向表皮移行时，由于某种原因未能通过真表皮交界，停留在真皮内而形成的病变。

儿童常见皮肤病

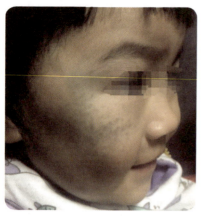

▲ 图 11-3-1 太田痣

02 太田痣与遗传相关,为什么我的孩子出生时没有,而青春期才出现呢?

后天发生的太田痣也是先天存在于真皮中的色素细胞,在青春期时,受激素分泌、紫外线照射、外伤等外界因素诱发,真皮中色素细胞增殖,产生黑素颗粒,表现为皮肤的色素性斑片。

03 太田痣的临床表现有什么特点?

(1)好发于有色人种,女性多见,发病年龄在婴儿期及青春期有两个峰段,1岁以内发病占61.35%。

(2)常累及眶周、颞、前额、颧部和鼻翼。重者可累及头皮、耳颈、躯干、上下肢等。单侧分布,偶为双侧性。

(3)皮疹为淡青色、褐青色、蓝黑色或褐黄色斑片或斑点,同侧巩膜可出现蓝染。

(4)极少数可并发青光眼、恶性黑素瘤、感觉神经性耳聋等。

(5)组织病理:真皮中上部有大量菱形、树枝状和星状黑色素细胞散布于胶原纤维素之间。

04 为什么同样是太田痣的患儿，颜色有深有浅，与哪些因素有关？

太田痣颜色受多因素影响，主要与真皮内色素颗粒的多少、密度、深浅有关，还与表皮的色素密集程度、胶原纤维对光的吸收及散射以及皮肤内的血管收缩有关。

05 太田痣能否自动消失？

太田痣的色素异常持续终生，现在还没有报道色素自动消失的病例，并且太田痣患者的色素随着年龄的增长而加重，特别是在青春期后。

06 太田痣有哪些治疗方式？大概需要治疗几次？

可选用调 Q 激光治疗，如调 Q 翠绿宝石激光、调 Q 红宝石激光和 Nd:YAG 激光。一般情况下，治疗 5 次左右，多则 10 次；皮疹颜色越深，治疗次数越多，每次治疗间隔 3 个月到半年。

07 激光治疗太田痣，会不会留下瘢痕？或者对正常皮肤组织有损伤？

激光可选择性地作用于真皮黑素细胞，达到破坏的目的，不造成正常表皮的损害，因而治疗后不会形成瘢痕。

08 激光治疗太田痣的最佳年龄是多少？

若患儿可以配合治疗，越早治疗，效果越好。如果太田痣不再继续增大，即可治疗，治疗前可以涂抹麻醉药膏，减轻疼痛感。

09 激光治疗太田痣有什么不良反应？是否会复发？

治疗前局部外敷麻药可以减轻疼痛。治疗后2～3h局部有轻度的疼痛及肿胀，治疗后少见色素减退斑，罕见表浅瘢痕。

（宋晶心）

第四节　获得性黑素细胞痣

01 获得性黑素细胞痣是什么？发生的原因有哪些？

获得性黑素细胞痣是出生后出现的，由良性黑素痣细胞巢组成。这些痣细胞是由位于真表皮交界处的黑素细胞增殖而来。

色素痣的易感因素与皮肤类型、种族、遗传因素和紫外线的暴露有关。

02 获得性黑素细胞痣的临床表现有什么特点？

根据痣细胞的组织学分布部位，可将其分为交界痣、皮内痣和复合痣。

(1) **交界痣**：通常发生在无发区，掌跖及外阴部色素痣往往为交界痣。特征皮损为棕褐色斑疹或斑片，表面光滑而平坦。多为圆形或椭圆形，颜色相对均一。

(2) **复合痣**：常表现为轻度增高的皮损。临床特征为棕色丘疹或斑丘疹，轻度隆起，颜色较交界痣更浅，表面光滑或呈疣状，可覆有毛发（图11-4-1）。

(3) 皮内痣：可出现在体表的任何部位，经常在头颈部发现，其表面常覆有毛发。临床特征为圆顶状质软丘疹，较复合痣明显高起，颜色更浅或呈正常肤色（图11-4-2）。

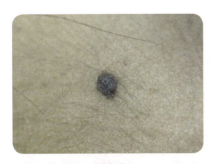
▲ 图11-4-1　复合痣

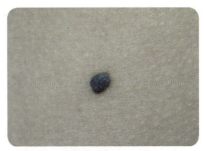
▲ 图11-4-2　皮内痣

03　获得性黑素细胞痣怎么治疗？

通常不需治疗，有美容要求者可手术切除。痣体较小者可应用激光，但易复发。对于色素痣的非典型特征应密切监测，必要时可行组织学检查。易刺激部位（如掌跖及其他易摩擦部位）及皮损发生变化者应早期切除。

04　获得性黑素细胞痣该如何预防与调护？

紫外线为主的环境因素在疾病发生中发挥作用，故防晒尤为重要，还应减少摩擦及外来因素损伤痣体。

05　获得性黑素细胞痣会恶变吗？

色素痣恶变的指征有：迅速增大，颜色加深，发生疼痛、溃疡及出血，四周出现星状小瘤或色素环，局部淋巴结肿大。儿童期极少发生恶变。

06 获得性黑素细胞痣会增大、增多吗?

获得性色素痣通常在婴儿期出现,随个体生长成比例增大。在儿童时期其大小和数量会增加,在三四十岁时到达顶峰,随着年龄增长再逐渐缓慢消退。

07 获得性黑素细胞痣何时切除最好?

易摩擦部位或出现恶变指征建议者尽早切除,其他情况可待8岁以后行局麻手术切除,孩子配合程度高,更易恢复。

(崔 宏)

第十二章 毛发甲病

第一节 斑秃

01 什么是斑秃？

斑秃，俗称"鬼剃头"，是一种突然发生的局限性斑片状脱发，局部皮肤正常，无自觉症状，无传染性。典型表现为突然出现的圆形或椭圆形、直径1～10cm、数量不等、边界清楚的脱发区，患处皮肤光滑，无炎症、鳞屑和瘢痕（图12-1-1，图12-1-2）。患处

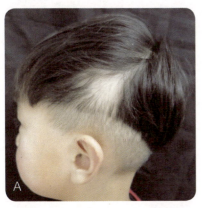
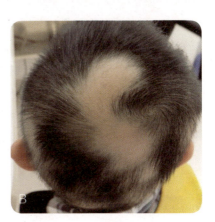

▲ 图12-1-1　斑秃

儿童常见皮肤病

以头皮最常见，也可见于眉毛和睫毛。依据累及的范围分为斑秃、全秃和普秃（图12-1-2）。全秃为头发全部脱落，普秃为全部体毛脱落，包括汗毛。

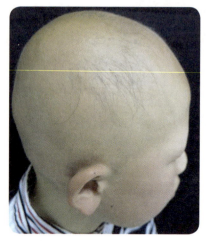

▲ 图12-1-2　普秃

02　为什么会患斑秃？

本病的病因尚未完全清楚，目前认为，斑秃与遗传、自身免疫、环境、精神等因素有关。

03　斑秃遗传吗？

许多研究提示斑秃的发生具有一定的遗传基础。已有报道单卵双生的双胞胎同时发生相同形式的斑秃。10%～20%曾经发生斑秃的父母，其子女中至少有一个会发生斑秃。

04　斑秃都有哪些治疗方法？

（1）**外用药物治疗**：外搽米诺地尔溶液、蒽酚霜、维A酸类药物等，可促进皮肤充血、改善局部血液循环、促进毛发生长。亦可短期局部注射糖皮质激素，如泼尼松龙混悬液、复方倍他米松注射液等。

（2）**内服西药治疗**：普秃、全秃或秃发进展迅速者，可使用糖皮质激素，但不应作为常规治疗。其他口服药物可用复方甘草酸苷、白芍总苷胶囊等。此外还可以补充维生素、微量元素。

（3）**替代治疗**：为减轻斑秃对患儿精神和心理的影响，可选择给予患儿在公共场合佩戴假发。

（4）**中医中药治疗**：中医对斑秃的治疗原则为活血养血，健脾补肾。内治法主要以中药汤剂口服为主，也包含口服中成药及中药颗粒剂等。外治法可使用梅花针点刺秃发病损处，并配合头皮按摩；取直径约1cm鲜姜片涂擦脱发局部，每日4～5次，以头皮发红，有灼热感，不起疱为度。

05 斑秃需要多久能治好？

斑秃病程较长，一般分为三期。

（1）**活动期**：脱发区面积继续扩大，脱发边缘头发松动，很易拔出（轻拉试验阳性）。

（2）**静止期**：脱发斑边缘的头发不再松动，脱发基本停止，大多数患者在3～4个月后，进入恢复期。

（3）**恢复期**：有新生毛发长出，由最初的细软色浅的绒毛逐渐增多、颜色变深，到最后完全恢复正常。30%～50%的斑秃患者可在6～12个月自然痊愈，枕部1～2处斑秃，若无明显进展可自愈。外搽药物治疗2～3个月可有毛发新生；秃发区进行注射治疗一般3～4次后可见效。患儿若全秃，则较难恢复。一般来说脱发区越广泛，头发再脱落的机会越大，复发率越高，完全恢复的概率越小。

06 斑秃如何预防？患斑秃后有哪些注意事项？

劳逸结合，保持心情舒畅，睡眠充足。加强头发的护理，注意头发和头皮卫生，避免染发、烫发、剃发，以免损伤毛干，使脱发范围扩大。

07 患斑秃后在饮食上需要注意什么？需要忌口吗？

本病理论上不需要忌口，若有中药治疗需忌食辛辣、酒类等刺激性食物。

（夏 笛）

第二节　甲营养不良

01 什么是甲营养不良？

甲营养不良是指各种原因造成的指甲形态和结构的异常。根据甲营养不良的临床特征，一般分为甲外形改变、甲色泽改变、常见疾病甲改变。

(1) 甲外形改变：甲面粗糙、甲松脆、甲萎缩等，严重患者可能出现甲床破坏甚至导致甲消失。

(2) 甲色泽改变：可以出现指甲发黄，灰白等。

(3) 常见疾病甲改变：一些皮肤病会伴发甲的改变，如寻常型银屑病"顶针甲"改变、扁平苔藓甲（甲变薄、裂隙，甲根部皮肤呈紫色）、斑秃甲（甲面分布规则的小、浅点状凹陷）、手足口病甲（甲板分离，新甲自行长出）、甲癣（甲板灰黄、污浊、增厚）。

(4) 儿童咬甲行为：是引起儿童甲改变的一个常见原因，常与精神心理等因素有关。可造成甲板缩短，甲游离缘呈锯齿状。

02 为什么会患甲营养不良？会遗传给下一代吗？

本病可分为先天性和获得性两类。前者为常染色体显性遗传；

后者与多种因素造成的甲损伤有关，如感染、长期接触某些物理、化学因素、外伤、银屑病、扁平苔藓、系统性红斑狼疮及其他自身免疫性疾病，缺乏某些微量元素等。

03 甲营养不良有哪些治疗方法？

本病原则上首先要针对引起甲营养不良的皮肤原发病及系统性疾病进行治疗。部分患儿有自限性，可补充维生素等，待自行恢复。

04 甲营养不良是缺微量元素或维生素引起的吗？

少数患儿甲营养不良与缺微量元素或维生素有关，但不完全是。本病还与遗传、代谢、免疫、其他皮肤病等有关。

05 甲营养不良在饮食上有哪些注意事项？

对于儿童甲营养不良，主要是补充维生素 A、维生素 E、钙、铁等微量元素，合理摄入营养物质、不挑食尤为重要。

（夏　笛）

第十三章

皮脂腺和汗腺疾病

第一节 痤疮

01 痤疮究竟是什么病？

痤疮（acne）是一种累及毛囊、皮脂腺的慢性炎症性皮肤病。本病好发于颜面部位，可表现为粉刺、丘疹、脓疱、结节、囊肿及瘢痕等皮损。

中医学称痤疮为"肺风粉刺"，此是由于本病所生丘疹如刺，可挤出白色碎米样粉汁。清代《医宗金鉴·外科心法要诀》认为"此证由肺经血热而成，每发于面鼻，起碎疙瘩，形如黍屑，色赤肿痛，破出白粉汁。"

02 痤疮与哪些因素有关？

（1）**西医观点**：关于痤疮的病因及发病机制尚不完全清楚，主要原因和诱因有以下几种。

①**细菌因素**：痤疮丙酸杆菌是毛囊内的正常寄生菌，在痤疮的丘疹、脓疱中数量增加，其在痤疮炎症中，尤其是在维持痤疮严重度方面起到重要的作用。

第十三章 皮脂腺和汗腺疾病

②**脂质因素**：痤疮是毛囊皮脂腺炎症性疾病，毛囊皮脂腺单位中存在着大量的脂质，脂质分泌量和痤疮严重程度相关。

③**促炎症因子**：研究发现皮脂腺中表达 TNF-α，表达量明显高于角质形成细胞和毛囊及汗腺细胞。

④**神经精神因素**：情感因素如压力可以诱发痤疮。人皮脂腺细胞可表达多种与精神因素有关的物质如神经内肽酶、神经肽受体、μ阿片样物质受体及黑皮素 1 受体等。与精神因素相关的 P 物质能够促进皮脂腺细胞增殖及脂质合成。

（2）**中医观点**：中医学认为本病主要是由于先天素体肾之阴阳平衡失调，肾阴不足，相火天癸过旺；加之后天饮食生活失理，肺胃火热上蒸头面，血热郁滞而成。

03 皮疹有哪些临床特点，该怎么判断是否严重？

根据皮疹形态和病情轻重，一般可将痤疮分为丘疹性、脓疱性、结节性、囊肿性、萎缩性、聚合性 6 个类型。

（1）**丘疹性痤疮**：皮损以皮色非炎症性丘疹或红色炎症性丘疹为主，部分丘疹顶端有黑头或白头粉刺，可挤出脂栓或奶白色物质。部分丘疹顶端形成小脓疱（图 13-1-1）。多为初起或病情较轻的患者。

（2）**脓疱性痤疮**：皮损以小脓疱和红色炎症性丘疹为主，伴有粉刺或黄豆大小的小结节。

（3）**结节性痤疮**：皮损以花生至指头大小红色或暗红色结节为主，伴有疼痛或小脓疱。

（4）**囊肿性痤疮**：皮损以大小不一的皮脂腺囊肿为主，表面红色或暗红色，常继发化脓感染形成脓肿，破溃流脓，或形成窦道和瘢痕。穿刺时可抽出脓血。

（5）**萎缩性痤疮**：皮损开始为红色丘疹或脓疱，后形成多数凹陷性大小不一的萎缩性瘢痕。

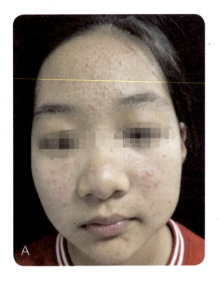 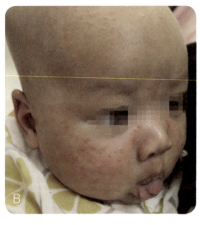

◀ 图 13-1-1　丘疹性痤疮

（6）**聚合性痤疮**：表现为多种皮损同时聚集出现，整个脸部满布丘疹、粉刺、结节、脓疱、囊肿，或形成脓肿窦道、瘢痕疙瘩，凹凸不平，自觉疼痛，灼热不适。

痤疮的分型

目前多采用 Pilisbury 分类方法，根据皮疹的形态、数量、部位、将痤疮分为Ⅰ～Ⅳ度。

Ⅰ度（轻度）：黑头粉刺散发或多发；炎症丘疹散发。

Ⅱ度（中等度）：Ⅰ度皮疹并散在脓疱，炎症丘疹数量增加，局限于面部。

Ⅲ度（重度）：Ⅱ度并深在的炎症性丘疹，发生于面、颈、胸背部。

Ⅳ度（重度—集簇性）：Ⅲ度并囊肿，易形成瘢痕，发生于上半身。

04　痤疮有哪些治疗方法？

根据分型、皮损严重程度及部位选择合适的治疗方法。

(1) **口服药物**：①维生素类：维生素 B 或复合维生素 B、维生素 A、维生素 E；②维 A 酸类：异维 A 酸；③抗生素类：四环素、红霉素、美满霉素；④内分泌治疗：已烯雌酚、绒毛膜促性腺素、黄体酮、抗雄性激素（复方炔诺酮）等。

(2) **外用药治疗**：轻度痤疮仅以外用药治疗即可，如 0.05%～0.1% 维 A 酸霜、过氧化苯甲酰制剂、2.5% 硫化硒洗剂、5% 硫磺洗剂和 1%～2% 水杨酸酊等。中医外用制剂包括用痤灵酊、三黄洗剂外擦皮损；严重痤疮有较大红色结节和囊肿者用四黄膏外敷局部，继发的暗红瘢痕可用金粟兰酊外搽；中药面膜治疗、散剂颠倒散、龟板散、鹅黄散，任选一种，茶水调搽；软膏黑布膏、祛斑膏及独角莲硬膏，任选一种外敷或外贴，适用于以结节、囊肿、瘢痕为主的阶段。

(3) **物理治疗**：对痤疮有许多新疗法包括：红蓝光、中药倒模面膜等疗法，对于皮损广泛的面部痤疮有明显疗效。光动力治疗可抑制痤疮丙酸杆菌，减轻炎症反应。

(4) **中医辨证治疗**：本病中医总的治疗法则是：阴虚内热型宜滋阴泻火，清肺凉血；瘀热痰结型宜养阴清热，化瘀散结；冲任不调型宜养阴清热，调理冲任。

05 痤疮该如何预防？饮食要注意些什么？

痤疮是青少年时期多发的皮肤病，大多青春期过后本病会逐渐减轻和消失，但亦有部分患者一直延续至中年，反复发作。严重的痤疮治疗不及时或不恰当，可遗留继发性瘢痕疙瘩或色素沉着而影响容貌美观。生活饮食习惯注意如下：①忌吃辛热煎炸的食物，适当增加新鲜蔬菜、水果。②养成良好生活习惯，保证充足睡眠，保持精神和情绪的稳定，避免工作、学习过于紧张。③保持大便通畅，有良好排便习惯。④忌用手挤压粉刺和乱用药物。⑤女性痤疮与月经周期密切的，应在月经前 1 周到医院请医生给予调治。⑥面部皮脂分泌过多，油腻明显的患者应经常洗脸，保持面部干净清洁。

06 痤疮患者能用护肤品、化妆品吗？有什么注意事项？

治疗痤疮棒状杆菌最有效的方式就是让皮肤"有氧"。痤疮高发人群尽量少化浓妆，尽量保持皮肤的通透。加强面部的清洁，定期祛除老化角质（但忌过度）。对于油性皮肤来说，清洁尤为关键，使用清洁力强但是不刺激皮肤的清洁产品、用卸妆油后必须用洁面泡沫再次清洁。皮肤自己的弱酸性环境可以减少细菌滋生，所以尽量不要用碱性清洁产品或碱性的爽肤水。

07 既然痤疮是由细菌引起，能服用抗生素吗？

与外用抗菌药物相比，口服抗菌药物具有起效快、疗效好等优势，适用于中、重度痤疮患者，但不应单独使用。四环素类如米诺环素、多西环素是常用药。中药抗菌产品和某些低 pH 的产品都有利于消灭细菌。一些物理疗法例如红蓝光照射可以加速局部血液循环，加速消灭细菌。

08 痤疮只是青春期才会有吗？

痤疮是由于激素分泌旺盛引起，荷尔蒙会使皮脂腺过分活跃。即使过了青春期也会继续存在。这就是为什么青春痘在女生生理期开始时便纷纷冒了出来，而男生脸上的痘痘出现在青春期。同时，女人通常在50岁绝经后便不会再有青春痘，因为荷尔蒙已不再旺盛。如今我们的生活水平大幅提高，激素丰富的乳制品和肉类填充着我们的身体。现代生活的压力（努力工作、维持家庭、跟上潮流）也是让荷尔蒙混乱的罪魁祸首。

第十三章 皮脂腺和汗腺疾病

09 痤疮是不是体内有毒？还是内分泌失调？

痤疮发病原因有雄激素水平升高，调控皮脂分泌过度旺盛，因此痤疮发病与内分泌有关，但非失调，所以，为了痤疮而去抽血做许多检查是没有必要的，服用所谓的"排毒"药品也缺乏科学依据。

10 为什么我的背上也会长青春痘？

青春痘实际上是毛囊皮脂腺发炎，因此身体任何有毛囊、有皮脂分布的部位都有可能长痘痘。临床上青春痘比较常出现的部位依次为脸、背、前胸、大腿、上臂。

（常贵珍）

第二节 痱

01 痱究竟是什么？

痱（miliaria）是夏季或炎热环境下常见的表浅性、炎症性皮肤病。因在高温闷热环境下，大量的汗液不易蒸发，使角质层浸渍肿胀，汗腺导管变窄或阻塞，导致汗液潴留、汗液外渗周围组织，形成丘疹、水疱或脓疱，好发于皱襞部位。

中医学中痱子也早有记载。"痱子"最早称"疿"，出现于汉代《素问·生气通天论》："汗出见湿，乃生痤疿。"唐王冰注："阳气发泄，寒水制之，热怫内，余赘于皮里，甚为痤疖，微作疿疮。""疿"从"弗"得声，实际上与"沸"同源，也就是说，"疿"的症候与汤之沸腾相似，都是热由中生，形成于外。

02 为什么会长痱子？

由于环境中气温高、湿度大，出汗过多，不易蒸发，汗液使表皮角质层浸渍，致使汗腺导管口变窄或阻塞，汗腺导管内汗液潴留，内压增高而发生破裂，外溢的汗液渗入并刺激周围组织，汗孔处出现丘疹、丘疱疹和小水疱。细菌繁殖及其产生的毒素，可加重炎症反应。中医学认为，痱子是因天气闷热、汗泄不畅、热不能外泄、暑湿邪蕴蒸肌肤所致。

03 痱子长什么样？如何识别？

根据汗腺导管损伤和汗液溢出部位的不同，临床上分为以下几种类型。

（1）**晶形粟粒疹**：又称白痱，由于汗液在角质层内或角质层下汗管溢出引起。常见于高热大量出汗、长期卧床、过度衰弱的患者。皮损为针尖至针头大小的浅表性小水疱，壁薄，清亮，周围无红晕，轻擦易破，干涸后留有细小鳞屑。有自限性，一般无自觉症状。

（2）**红色粟粒疹**：又称红痱，由于汗液在棘层处汗管溢出引起。急性发病，皮损为成批出现圆而尖形的针头大小的密集丘疹或丘疱疹，周围有轻度红晕。皮损消退后有轻度脱屑。自觉轻度烧灼、刺痒感。

（3）**脓疱性粟粒疹**：又称脓痱。多由红色粟粒疹发展而来。皮损为密集的丘疹，顶端有针头大小浅表脓疱。脓疱内容常为无菌性或非致病性球菌。

（4）**深部粟粒疹**：又称深痱，由于汗液在真皮上层特别是在真皮—表皮交界处汗管溢出引起。常见于严重和反复发生红色粟粒疹的患者。皮损为密集的皮色小水疱，内容清亮，不易擦破，出汗时增大，不出汗时缩小。当皮疹泛发时，全身皮肤出汗减少或无汗，面部、腋窝、手足可有代偿性出汗增加，可造成热带性汗闭性衰竭或热衰竭，患者可出现无力、困倦、眩晕、头痛等全身症状。

根据皮疹在炎热环境中发病，好发于皱襞部位，为密集分布的丘疹或非炎症性水疱，出汗后明显增多，自觉症状不明显，天气转凉后好转，诊断不难。有时需与夏季皮炎鉴别。后者发病有明显季节性，皮疹为大片红斑基础上的丘疹、丘疱疹，有剧痒。

04 痱子有哪些治疗办法？不治疗会好吗？

（1）局部治疗：局部外用清凉止痒洗剂如 1% 薄荷炉甘石洗剂、1% 薄荷酊；脓痱可外用 2% 炉甘石洗剂、黄连扑粉。

（2）全身疗法：瘙痒明显时口服抗组胺药。脓痱感染时选用抗生素。

（3）中成药非处方药：冰霜痱子粉：主要成分为滑石粉、碳酸钙、冰片、薄荷脑、龙涎香精等。能除湿止痒，用于痱子。洗净患处，扑擦于患处。本品为外用散剂，切忌内服，不可入眼、口、鼻等黏膜处。用药至皮损消退后可停止使用。

（4）痱子大部分为自限性，一二周内即会消失，轻微的痱子，只要让宝宝处于通风好的环境，保持凉快，衣服能吸汗，或帮宝宝泡个温水澡即可。但若婴儿有搔抓，红痱搔抓后可继发感染导致毛囊炎（疖肿），有时可持续数周，建议在临床医生指导下使用抗生素等。深痱，大多数出现广泛的小汗腺功能丧失，肿大的淋巴结随痱子的消失而逐渐变小。

05 痱子该如何预防？

痱子虽小，却不可轻视。盛夏酷暑，应未雨绸缪，采取有效防治措施。

（1）应适当控制儿童户外活动时间和活动量，居室内注意保持通风凉爽。每日为孩子洗一二次澡。水温不宜过冷或过热。过冷使皮肤毛细血管骤然收缩，汗腺孔闭塞，汗液排泄不畅，致使痱子加重；

过热则刺激皮肤，使痱子增多。

（2）儿童夏天衣着应宽松、肥大，经常更换。衣料应选择吸水、通气性好的薄型棉布。

（3）注意饮食卫生，给儿童吃些清淡易消化的食物，营养适当，可多补充富含蛋白质和维生素的食品。饮食中还应补充适量盐分，适当喂服藿香茶、绿豆汤、金银花露等防暑降温饮料。忌烟、酒及辛辣、油腻食物。

（4）加强皮肤护理，保持皮肤清洁。不要给孩子多搽粉类爽身用品。若与汗液混合，堵塞汗腺开口，导致出汗不畅，引起痱子。还要勤剪指甲，保持双手干净，以免因痱子瘙痒抓挠皮肤引起细菌感染。

06 如何鉴别婴儿痱子与湿疹？

痱子是由于出汗多，汗液排出不畅潴留于皮内引起的汗腺周围发炎。炎热夏季时，当较胖的孩子大哭大闹或较长时间抱着孩子时，很容易生痱子。长在面部、颈部、躯干、大腿内侧、肘窝处等部位的白痱、红痱、脓痱可继发感染成疖肿。痱子一般是在较热环境下起的，来得快，在凉爽的环境里会自行消退。痱子一般有发白的小尖，易出现在额头、后背，时轻时重。

婴儿湿疹也就是常说的奶癣，是由于小儿对某些物质如乳类、鸡蛋、鱼虾等敏感性比正常的婴儿高，有时吸入粉尘、花粉，吃番茄、橘子也会过敏。湿疹一年四季都可发，一般刚出生后几周的孩子最容易起湿疹。其面颊部、前额、眉弓、耳后出现红斑、丘疹或丘疱疹，伴有渗出液，干燥后形成灰色或黄色结痂。

07 为何小孩容易起痱子？

在炎热潮湿的季节，人体要排出大量的汗液。当汗液不

第十三章 皮脂腺和汗腺疾病

能迅速蒸发时，过多的汗液就会堵塞汗孔或汗腺导管，而堵塞的下方仍不断分泌的汗液便潴留于皮内，于是形成了痱子。而对于新生儿来说，由于他们的皮肤附件尚未发育完全，汗孔更易被堵塞，所以新生儿更易生痱子。

（常贵珍）

第十四章

节肢动物叮咬皮肤病：疥疮

01 疥疮是一种什么病？会传染吗？

疥疮是一种由疥虫寄生皮肤引起的具有强烈传染性的接触性皮肤病，因为疥虫不仅在人皮肤表面寄生，还可以寄生于衣服、毛巾、枕巾、床单、被褥里，因此传播途径广泛，即使没有接触患者，也有可能被传染。

02 疥虫离开人体能存活多久？

常温下，疥虫离开人体能存活 2～4d，而虫卵却可以存活 1～2 个月，低温下时间更长，所以未能充分消毒的衣物先不要接触。

03 疥疮的皮疹和临床表现有什么特点？

（1）好侵犯皮肤薄嫩部位，常从手指缝开始，渐及腕部、腋窝、乳房下、脐周、下腹部、股内侧和生殖器等部位。

（2）皮疹为粟粒大小丘疹或丘疱疹，指缝常可见匍行疹，剧痒，尤以夜间为甚（图 14-1）。

（3）阴囊、阴茎、龟头等处可出现豆大暗红色结节（疥疮结节）（图 14-2），剧烈瘙痒，不易消退；婴幼儿在非生殖器部位也可形成蚕豆大小的褐色结节，特别是腋窝、肛周。

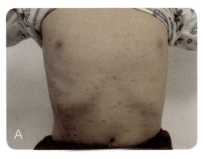
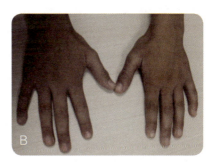

▲ 图 14-1 疥疮

(4) 角化型疥疮或结痂型疥疮（挪威疥）发生在免疫功能低下、精神障碍及身体虚弱者，全身大量鳞屑和结痂，红皮样外观。剧痒，可发热，伴有化脓感染，疥螨多，传染性极强。

(5) 婴儿或儿童中偶可发生以大疱为主的所谓大疱性疥疮。

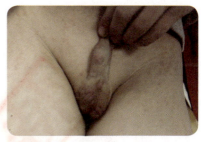

▲ 图 14-2 疥疮结节

04 如果怀疑自己患了疥疮，自己在家用硫黄皂洗澡可以杀虫吗？

硫黄的确是治疗疥疮的首选，但是应该在医生的指导下规范、正确用药。经常洗澡，不正规治疗者皮损会失去典型性，增加诊断的困难。病程长者可表现为湿疹样、苔藓样变，易继发细菌感染而发生脓疱疮、毛囊炎、疖、淋巴结炎甚至发展为肾炎等，所以发现疑似症状，应及早就医，在医生的指导下正规用药。

05 疥疮有哪些治疗方法？

疥疮的治疗目的是杀虫止痒、治疗并发症。争取早发现、早诊断、早治疗。家中或集体单位的患者要同时治疗。

（1）**常用药物有**：10%～20%硫黄软膏（婴幼儿用5%）；10%～25%苯甲酸苄酯洗剂或乳剂；1% 666乳剂或软膏；10%克罗米通乳剂或搽剂。

（2）**疥疮结节的治疗**：外用皮质激素类药物或者煤焦油凝胶；或者皮损内注射泼尼松龙或曲安西龙、曲安奈德等；也可液氮冷冻。

（3）**继发感染者**：抗生素软膏外用。

（4）**全身对症治疗**：继发化脓性感染时应同时抗感染治疗；瘙痒严重者可口服镇静止痒药。

06 外用药膏能杀死疥虫，会不会对患儿的皮肤产生强烈刺激？

外用药膏可能会产生刺激作用，但是对于婴幼儿及儿童，医生会选择刺激性低或者浓度低的外用药膏，只要按照医嘱用药，产生刺激作用的可能性会大大降低。

07 疥疮的治疗过程中有什么注意事项？

（1）注意个人卫生，勤洗澡、勤换衣、勤晒被褥，不与患者同居、握手，自己的衣物不能和患者的衣服放在一起。发现患者及时治疗，换下的衣服要煮沸灭虫，不能煮烫者用塑料包包扎2周，待疥螨饿死后清洗。

（2）患者应及时隔离，家庭或者集体宿舍中的患者应同时治疗。

（3）外用药膏应自颈部以下，涂遍全身，病重处适当多用。连续外擦药物4d。

（4）治疗前用热水、肥皂洗澡，涂药期间不洗澡、不更衣，治疗结束后次日洗澡、更衣，并将污染衣物、用品煮沸消毒或于日光下暴晒以杀灭疥螨。

（宋晶心）